Ingrid Kraaz von Rohr
Anne Simons

Praxisbuch
der Selbstentgiftung

VERLAG PETER ERD · MÜNCHEN

Die in diesem Buch aufgeführten Ratschläge wurden von Autor und Verlag sorgfältig geprüft. Eine Garantie bzw. Haftung kann jedoch nicht übernommen werden.

1. Auflage 1998
Umschlaggestaltung: Jane Behrends
Umschlagfoto: Bavaria Bildagentur
Illustrationen: Beate Brömse
Konzeption und Manuskript: Redaktionsbüro Dr. Gößling, München
Redaktion: Sohan Böttler
Lektorat, Satz, Gestaltung: Ulrich Ehrlenspiel
Copyright © Verlag Peter Erd, München 1997

ISBN 3-8138-0475-5

Inhalt

Einleitung

*Die natürliche Heilkraft
in einem jeden von uns
ist die stärkste Kraft bei der Genesung.
(Hippokrates)*

Haben Sie manchmal das Gefühl, daß etwas nicht stimmt in Ihrem Leben, daß sich Gewohnheiten eingeschlichen haben, die Ihnen und Ihrer Familie nicht guttun? Oder sind Sie manchmal beunruhigt wegen der Vielzahl der Berichte über Umweltgifte, Elektrosmog und ungesunde Ernährung? Vielleicht leiden Sie unter unklaren Symptomen, schlafen schlecht, sind oft erschöpft und deprimiert?

Sie können sicher sein, daß Sie kein Einzelfall sind. Unser modernes Leben ist gekennzeichnet von Streß, Hektik und Umweltgiften aller Art. Da ist es kein Wunder, daß diese geballte Mischung aus schädlichen äußeren Einflüssen und der ungesunden Lebensweise, die sich schleichend unter uns westlichen Nachkriegsmenschen verbreitet hat, einen mächtigen Angriff auf unsere Gesundheit darstellt. Und dennoch gibt es keinen Grund, sich diesem hilflos ausgeliefert zu fühlen. Sie können sich durchaus dagegen wehren und Ihre Gesundheit und die Ihrer Familie schützen.

In diesem Buch wollen wir die typischen Situationen alltäglicher Selbstvergiftung darstellen und konkret aufzeigen, wie Sie versteckte Gifte umgehen und neutralisieren können. Wir möchten Ihnen neue Wege einer gesunden und bewußten Lebensführung vorstellen, ohne Ihnen jedoch eine grundsätzliche Änderung all Ihrer Gewohnheiten zuzumuten. Unsere Erfahrungen zeigen, daß eine zu dramatische Lebensumstellung sich auf Dauer kaum durchhalten

Mit den Tips in diesem Buch können Sie sich gegen schädliche Einflüsse wehren.

läßt. Und sie ist auch nicht nötig. In den meisten Fällen ist der Weg zu einer gesünderen Lebensführung weder auffällig kostspielig, noch muß man seine gesamte Persönlichkeit umkrempeln. Unser Buch verfolgt das Ziel, Ihnen möglichst realistische und leicht umsetzbare Vorschläge zum Umgang mit Umweltgiften – und Ihren eigenen kleinen Lastern und Läßlichkeiten – zu geben.

Die vergiftete Modellfamilie

Selbstvergiftung kann naturheilkundlich erfolgreich behandelt werden.

Exemplarisch wollen wir diesen Weg anhand der Entwicklung einer Familie darstellen, in der sich typische Beschwerden alltäglicher Selbstvergiftung ballen. Tatsächlich handelt es sich um eine authentische Familie, deren Mitglieder nach und nach von Ingrid Kraaz von Rohr naturheilkundlich betreut wurden – mit einem Erfolg, der auch anderen Menschen in ähnlicher Lage Mut machen kann.

Wir möchten vor allem das Bewußtsein wecken für die Bereiche, in denen wir alle mit Umweltgiften konfrontiert werden: in unserer Wohnumgebung, durch Waschmittel, Kosmetik und besonders durch Nahrungsmittel. Elektrosmogeinflüsse spielen als negative Einflußfaktoren auf unseren Körper eine ebenso bedeutsame Rolle wie radiästhetische Strahlen. Wie können wir die Quellen solcher Gifte orten? Wie sie neutralisieren? Und vor allem: Wie befreien wir unseren Organismus von den in unseren Zellen eingelagerten Giften? Eine Fülle kleiner Tips soll Ihnen helfen, schädliche Situationen zu erkennen und zu entschärfen.

Fürchten Sie sich nicht vor gesunder Ernährung! Sie brauchen sich keineswegs nur noch von Körnern zu ernähren, und es ist auch nicht erforderlich, daß Sie stundenlang am Herd stehen, um etwas Vollwertiges auf den Tisch zu zaubern. Wir stellen Ihnen eine Reihe von schnell und leicht zu bereitenden Speisen vor, die genausogut aus einer Fastfood-Küche stammen könnten – außer daß Sie damit sich und Ihre Kinder gesünder und sogar schmackhafter satt bekommen.

Im Verlauf des Buches gehen wir auch auf die harten Suchtphänomene des Rauchens, Alkoholtrinkens, des Frustessens und des übermäßigen (Schweine-) Fleischverzehrs ein und erörtern die Fragen, auf welche Weise ein Suchtraucher sich bei der Entwöhnung unterstützen und den Organismus entgiften kann und welche Alkoholsorte, die der Happy-Hour-Trinker zur Entspannung bevorzugt, möglicherweise wie ersetzt werden könnte. Dem Frustesser beziehungsweise der Frustesserin werden Wege aufgezeigt, wie an Stelle der Pralinen Bewegungs- und Entspannungsprogramme, Massagen, autogenes Training und Meditationen Befriedigung und Befreiung aus einem Teufelskreislauf bringen können.

Wir wünschen Ihnen, daß Sie in diesem Buch Anregungen entdecken, wie Sie bestimmte Gewohnheiten ohne größere Anstrengung verändern können und dadurch zu einer Lebensweise finden, die Sie nicht nur körperlich, sondern auch seelisch zu einem gesunden und harmonisch ausgeglichenen Menschen macht.

München, im Dezember 1997
Ingrid Kraaz von Rohr, Anne Simons

Mit diesem Buch lernen Sie, sich von Ihren „kleinen Lastern" zu verabschieden.

Eine ganz normale Familie –
Teil 1

Familie Brinkmann[1] ist eigentlich eine ganz normale deutsche Familie. Wolfgang Brinkmann, der Familienvater, 45 Jahre alt, arbeitet in verantwortlicher Position bei einem Computerunternehmen. Seine Frau Margot, 42 Jahre, ist Hausfrau und unterrichtet an der Volkshochschule Englisch. Die sechzehnjährige Michaela geht ebenso noch zur Schule wie der zehnjährige Martin.

Margot Brinkmanns Pfunde

Margot Brinkmann - geplagt von Übergewicht und Schlafstörungen.

Erstmals tauchte Margot Brinkmann in der Praxis von Ingrid Kraaz von Rohr mit der Klage auf, daß sie sich seit langem matt und abgeschlagen fühle, Schlafprobleme habe und zudem ständig zunehme. Sie war mit sich und ihrem Leben unzufrieden. Verschiedene Fastenkuren hatten sie vorübergehend um einige Pfunde erleichtert, die sie aber anschließend um so schneller wieder zugenommen hatte. Besonders unglücklich war Margot Brinkmann darüber, daß ihr Mann wenig unterstützend und hilfreich auf ihre zunehmende Körperfülle reagierte: Seine dicke Frau wurde ihm peinlich. Er verhielt sich immer zurückhaltender, machte ihr Vorhaltungen und vermied es, mit ihr zusammen gesehen zu werden. Vor Frust, Verzweiflung und Wut griff Margot Brinkmann immer häufiger zu tröstenden Naschereien – ein Teufelskreislauf hatte begonnen. Die Untersuchung ergab, daß sie zudem unter einem Darmpilz litt.

10

Wolfgang und seine »kleinen« Süchte

In langen Gesprächen wurde offenbar, daß nicht nur die Mutter Probleme hatte: Ihr Mann wies offensichtlich alle Anzeichen von Streß auf, war ein kaffeesüchtiger Kettenraucher, der seine Apéritif-Zeiten unmerklich vorverlegt hatte und bereits um 16 Uhr seinen ersten Whiskey trank. Mit dem Trinken hörte er erst auf, wenn er – zu spät – ins Bett fiel, wo er dann eine unruhige Nacht verbrachte. Meistens wachte er gegen vier Uhr auf und fiel erst gegen sechs wieder in den Schlaf, aus dem ihn kurze Zeit später seine HiFi-Anlage mit lautem Geplärr unliebsam weckte. Natürlich verlor auch er seinen gewohnten Elan. Er merkte, daß er weder auf seine Frau noch auf andere Frauen attraktiv wirkte; zudem litt er seit kurzem unter Potenzstörungen.

Wolfgang Brinkmann - ein kaffeesüchtiger Kettenraucher mit Hang zum Alkohol.

Er war geplagt von der bis dahin völlig unbekannten Angst, seine Arbeit nicht mehr zu schaffen. Während er zuvor erfolgreich andere motiviert hatte, gelang es ihm nun nicht einmal mehr, sich selbst zu motivieren. Wolfgang Brinkmanns Selbstwertgefühl zerbröckelte. Er wurde immer gereizter, konnte bei geringfügigen Anlässen „aus der Haut fahren", wobei auch sein Blutdruck anstieg. Daß sich mittlerweile eine gesellschaftliche Atmosphäre verbreitet hatte, in der Nichtraucher als souveräner galten und in allen möglichen, auch geschäftlichen Bereichen vorgezogen wurden, regte ihn besonders auf. Mehrmals versuchte er, sich das Rauchen abzugewöhnen, es war jedesmal eine Zerreißprobe für die Nerven – nicht nur für seine –, und jedesmal schlug der Versuch fehl.

Der Apfel fällt nicht weit vom Stamm

Mußte der ungesunde Zustand der Eltern nicht auch auf die Kinder abfärben? In der Tat gab es auch hier Probleme. Der Sohn litt an

Die Kinder der Brinkmanns leiden unter Übergewicht, Trägheit und Einsamkeit.

Neurodermitis, und die Tochter war zum Ärger ihrer Mutter unsportlich und träge. Sie verbrachte Stunden vor dem Fernseher, konsumierte dabei Chips und literweise Cola. Auch sie hatte keineswegs attraktive Formen, weshalb sie auch nicht mit Freunden ausging, sondern sich in ihrer Einsamkeit mit Pralinen tröstete.

Familie Brinkmann ist in gewisser Weise eine Familie, in der sich in geballter Form die typischen negativen Auswirkungen eines von Hektik und Umweltbelastungen geprägten Lebens wiederfinden.

Im Verlauf dieses Buches wollen wir aufzeigen, wie die einzelnen Familienmitglieder sich aus den Fesseln ungesunder Gewohnheiten lösen konnten. Dabei wurden radikale Maßnahmen absichtlich vermieden: Allzu häufig erleben wir, daß die meisten Menschen bei einer zu drastischen Umstellung ihrer Lebensweise langfristig wieder in alte Gewohnheiten zurückfallen. Unsere Absicht war es aufzuzeigen, daß man auch auf die sanfte Tour erfolgreich sein kann.

Lebenswirklichkeit Umweltgifte

Bevor wir auf die Probleme der Familienmitglieder Brinkmann im einzelnen eingehen, wollen wir einen Blick auf die schädlichen Umwelteinflüsse werfen, denen wir tagtäglich ausgesetzt sind.

Belastungsfaktoren des Immunsystems

Tagtäglich sind wir vielfältigen Angriffen auf unsere körperliche wie seelische Gesundheit ausgesetzt. Ein gesundes Immunsystem kann schädigende Angriffe bis zu einer bestimmten Grenze erfolgreich abwehren. Gehäufte Angriffe aber, zumal wenn sie den Organismus aus verschiedenen Richtungen attackieren, belasten unser Abwehrsystem zu stark. Sie überfordern und lähmen es schließlich.

Täglich sind wir vielfältigen Angriffen auf unser Immunsystem ausgesetzt.

Wodurch wir uns schleichend vergiften

- **Boden-, Luft- und Wasserverschmutzung** führt zu: Verseuchung von Landwirtschaft (Herbizide, Insektizide, Fungizide, Schwermetalle etc.); Verseuchung der Viehwirtschaft: Den Tieren verabreichte Antibiotika und Hormone sind in Fleisch, Eiern und Milchprodukten enthalten.
- **Nahrungszusätze** wie Emulgatoren, Geschmacksverstärker, Farbstoffe, Stabilisatoren, Antioxidationsmittel, Konservierungsstoffe etc. (Auch wenn eine Gefahr für den Körper bei diesen Mitteln im einzelnen nicht nachweisbar ist, sind die Wechselwirkungen bisher nicht erforscht.)

13

Eine Vielzahl von Umweltgiften, falsche Ernährung und Streß belasten unseren Organismus.

- Chemische und synthetische **Arzneimittel** wie Schmerzmittel, Hormone, Antibiotika oder Kortison (auch Impfstoffe)
- **Formaldehyd, FCKW**
- **Infektionen** durch Bakterien, Viren und Pilze; unentdeckte Entzündungsherde
- **Quecksilber** in Amalgamfüllungen
- **Aluminium** in Verpackungen, Kosmetika, Töpfen
- Manche **Kosmetika** wie Puder, Cremes, Haarfärbemittel oder Deodorants
- **Autoabgase, Tabakrauch, Fabrikrauch**
- **Streß** durch erhöhtes Lärmaufkommen, Hektik, ungesundes Freizeitverhalten, psychische oder soziale Belastungen wie Arbeitslosigkeit, Tod von Angehörigen, Trennung, Auswanderung, Armut u. ä.
- **Geopathische Belastung** durch Wasseradern, Erdstrahlen, magnetische Felder
- **Elektromagnetische Belastung** durch Stromleitungen, elektrische Haushaltsgeräte, Computer, elektronische Medien wie TV oder Radio, Satellitenschüsseln, Telefondienste, Mobilfunk, Radar, Medizin u. ä.
- Denaturierte, wertlose **Nahrungsmittel** wie raffinierter Zucker, weiße Mehle, raffinierte Fette und Öle, konservierte Lebensmittel
- Zu hoher (Schweine-) **Fleischkonsum**
- **Genußgifte** wie Alkohol, Zigaretten, Kaffee, Tee, Drogen

Es erstaunt nicht, daß zu den durch Umweltgifte hervorgerufenen Krankheiten und Beschwerden so gravierende wie Allergien, Atemwegserkrankungen, Depressionen, Herz- und Kreislauferkrankungen, Rheuma, Unfruchtbarkeit und sogar Tumorleiden zählen, um nur einige zu nennen.

Krankheiten und Beschwerden, die durch Umweltgifte ausgelöst werden können

- Allergien
- Arthrose
- Atemwegserkrankungen wie Asthma, Pseudo-Krupp
- Chronisches Erschöpfungssyndrom
- Depressionen
- „Frauenleiden"
- Halsentzündungen
- Hauterkrankungen, z. B. Ekzeme
- Herz- und Kreislaufbeschwerden
- Knochen-, Gelenkerkrankungen
- Konzentrationsschwäche
- Kopfschmerzen
- Leukämie
- Magenbeschwerden
- Neurodermitis
- Rheumatische Erkrankungen
- Schilddrüsenfehlfunktionen
- Tumorerkrankungen
- Unfruchtbarkeit

Hinzu kommen Erkrankungen, deren Ursachen nicht eindeutig geklärt sind, wie etwa der Plötzliche Kindstod oder Aids, die ebenfalls durch Umweltbelastungen bedingt sein können.

Wenn Sie mittlerweile erschrocken sind und sich verfluchen, dieses Buch überhaupt aufgeschlagen zu haben, möchten wir Ihnen an dieser Stelle ausdrücklich sagen: Keine Panik! Die aufgezählten Umweltbelastungen und die durch sie ausgelösten Beschwerden stellen Zustände dar, die nach langer Einwirkung durch Giftstoffe aufgetreten sind. Hat man die Quelle der Belastung einmal ent-

Auch Krankheiten, deren Ursachen ungeklärt sind, können durch Umweltbelastungen bedingt sein.

Auch einen stark belasteten Organismus kann man entgiften.

deckt und beseitigen können, entwickeln sich die Symptome in der Regel schnell zurück. Sogar einen stark belasteten Organismus kann man durch natürliche Maßnahmen gründlich entgiften, und bei vernünftiger, bewußter Lebensweise ist es möglich, dauerhaft zur Gesundheit zurückkehren. Beispielsweise kann eine Ernährung aus kontrolliert biologischem Anbau die Schadstoffbelastung in Grenzen halten. Jedenfalls war falsche Ernährung eine der Hauptursachen für die Probleme, mit denen Margot Brinkmann sich herumschlagen mußte.

Der Kampf gegen den Darmpilz

Nach der Diagnose Darmpilz hieß es für Margot Brinkmann, sich eine Zeitlang anders zu ernähren. Die Umstellung fiel ihr doppelt schwer, da sie nicht nur auf die gewohnten Pralinen, sondern auch weitgehend auf natürlichen Fruchtzucker verzichten sollte. Ihr wurde eine Diät empfohlen, die sie mindestens vier Wochen, besser zwei bis drei Monate befolgen sollte. Diese Diät sollte sich an den folgenden Richtlinien orientieren:

Ein Darmpilzbefall erfordert unbedingt eine Ernährungs-umstellung.

Ernährungsrichtlinien zur Darmsanierung bei Pilzbefall

1. Milchsaures Gemüse, Sauerkrautsaft, Rote-Bete-Saft
2. Verzicht auf Zucker in fast allen Formen, auch auf Honig, Trockenobst und besonders süße Früchte; lediglich wenige Früchte möglich, die nicht mehr als ein Fünftel der täglichen Nahrungsmenge betragen sollten
3. Weitgehender Verzicht auf tierisches Eiweiß, außer Sauer- bzw. Dickmilch, Buttermilch und Butter
4. Ballaststoffhaltige Kost: Getreide (max. 200 g täglich), viel Gemüse, wenig Obst

---

Begleitet wurde diese Diät durch die Einnahme eines Symbioselenkungsmittels, das auf natürlichem Wege die Darmbakterien wieder aufbaut. Außerdem sollte während dieser Zeit regelmäßig der Darm entschlackt werden.

Darmentschlackung

*Durch die Darm-
entschlackung wird
der Abbau von
Toxinen begünstigt.*

Die Darmentschlackung hat zum Ziel, verkrustete Darmwände zu befreien und so den stoffwechselbedingten Abbau von Toxinen zu begünstigen. Eine radikale Methode ist das Purgativ, ein Abführmittel, das schnelle und völlige Darmentleerung bewirkt. Das Purgativ sollte man nicht häufig anwenden, da es den Darm belastet und seine Flora ebenfalls teilweise abstößt, weswegen diese Methode in Margot Brinkmanns Fall vermieden wurde.

Weniger aggressiv aber wirkt ein Laxativ, ein leichteres Abführmittel, das man zur Entschlackung durchaus über mehrere Wochen anwenden kann, z. B. Glaubersalz (1-2 TL in warmem Wasser auflösen, über mehrere Tage morgens trinken) oder Chlormagnesium (10 g in 1/2 Liter Wasser auflösen, mehrmals täglich einen Eßlöffel einnehmen).

Abführende Nahrungsmittel

- Blattsalat, Endivien, Löwenzahn
- Gemüse: Rote Bete, Kürbis, Kohl, Auberginen, Karotten, Lauch, Tomaten, Topinambur
- Obst: Rhabarber, Johannisbeeren, Aprikosen, Kirschen, Himbeeren, Melone, Brombeeren, Pflaumen, Orangen, Pfirsich, Zwetschgen
- Mus, Kompott
- Mandeln, Oliven
- Gemüsesuppe
- Küchenkräuter: Basilikum, Petersilie, Rosmarin, Salbei, Schnittlauch, Dill u.a.
- Dörrfeigen, Backpflaumen (mehrere Stunden in Wasser einweichen)
- Weizenkleie, Leinsamen, Flohsamen, Agar-Agar, Erdmandeln

So kommt der Darm in Schwung

Am wichtigsten aber ist es, den Darm zu regelmäßiger Selbstentschlackung anzuregen, bei der man auf Abführmittel verzichten kann. Eine Ernährungsumstellung sowie ausreichende Bewegung, durch welche die Bauchmuskeln den Darm bewegen, führen langfristig zu einer Aktivierung des Darms, der allmählich selbst wieder die Entgiftungsaufgabe übernimmt. Aus dert Liste auf S. 18, die man langfristig beherzigen sollte, durfte Margot Brinkmann aber am Anfang ihrer Darmpilz-Kur nicht alles zu sich nehmen.

Damit man sich leichter an bestimmte Regeln halten kann, deren Befolgung normalerweise schwerfällt, ist es hilfreich, die Hintergründe zu kennen. Margot Brinkmann wurde daher die Bedeutung der Darmpflege für ein starkes und funktionstüchtiges Immunsystem ausführlich erklärt. Die Kenntnis der inneren Zusammenhänge in ihrem Körper half ihr sehr, die Diät durchzuhalten.

Die gesunde Darmflora – das A und O des Immunsystems

Bedeutende Ärzte der Geschichte haben immer wieder auf die Wichtigkeit des Darms für den Organismus hingewiesen. Von Paracelsus stammt der Ausspruch: „Der Tod sitzt im Darm."

Zusammen mit dem ihm angeschlossenen Lymphgewebe hat der Darm eine innere Oberfläche von ca. 300 qm und stellt somit das größte lymphatische Körperorgan dar. Es wehrt eindringende Fremdkörper, Gifte, Mikroben, Parasiten, Abbauprodukte und Allergene ab und scheidet sie aus. Der gesunde Dickdarm ist vollständig mit Mikroorganismen besiedelt, so daß „falsche" Bakterien in dieser Flora normalerweise keinen Raum finden. Ein Darmpilz aber kann sich nur in einem geschwächten Darm breitmachen und zwischen den „richtigen" Bakterienstämmen durchsetzen. Somit

Schon Paracelsus wußte: »Der Tod sitzt im Darm.«

19

Die körpereigene Darmflora schützt vor vielen Krankheiten.

wird deutlich, daß eine dichte körpereigene (endogene) Darmflora einen enorm wichtigen Schutz gegen viele Krankheiten darstellt.

Die Darmkeime haben verschiedene Aufgaben, darunter die Heranbildung von B- und T-Lymphozyten, die Krankheitserreger zerstören. Dieser immunologische Schutz wird durch verschiedene Faktoren gefährdet, u.a. durch giftige Umwelteinflüsse, übermäßigen Gebrauch von Abführmitteln, eine gestörte Darmmotorik, Zucker, Antibiotikabehandlungen, aber auch durch Streß. Sie alle schwächen die Abwehrkraft des Körpers und ebnen Krankheiten den Weg, von denen Darmpilzbefall nur eine ist.

Krankheiten, die durch entartete Darmflora entstehen

- Magen-Darm-Erkrankungen wie Durchfall, Magengeschwür, Darmgeschwür und -krebs, Darmentzündung, Pilzbefall; Völlegefühl, Blähbauch
- Allergische Erkrankungen wie Asthma bronchiale, Hautallergien, Neurodermitis
- Neuralgien
- Migräne
- Rheumatische Erkrankungen u.a.

Darmpilze vergären Kohlenhydrate zu Alkohol. Mykosen (Pilze) gedeihen besonders, wenn man sich ballaststoffarm und zuckerreich ernährt. Ballaststoffarme Kost verbleibt außerdem länger im Darm als ballaststoffreiche Nahrung, so daß die Kohlenhydrate noch besser verwerten können und dadurch immer stärker werden.

Nur Milchzucker ist erlaubt

Ballaststoffreiche Ernährung und der Verzicht auf Zucker und Gebackenes ohne Hefe und Zucker sind also die Voraussetzung dafür, daß man den Pilzen im Darm die Lebensgrundlage entzieht. Dabei reicht es nicht aus, eine Zeitlang auf Haushaltszucker (Saccharose) und Süßigkeiten zu verzichten. Auch die sogenannten Zuckeraustauschstoffe Xylit, Mannit und Sorbit sowie Fruchtzucker, also auch besonders süßes Obst, müssen gemieden werden. Aber verzweifeln Sie nun nicht. Ein winziges Türchen hat uns die Natur hier offengelassen, was das Schicksal des auf Entzug gesetzten Süßmauls mildert: Milchzucker (Laktose) wird von den Pilzen nicht verwertet.

Erhalten Darmpilze Zucker, so bleiben sie an der Darmschleimhaut, denn ein alkalisches – d.h. nicht saures – Darmmilieu ist für sie günstig. Erst wenn dieses neutral oder leicht sauer wird, lösen sie sich von der Darmwand ab. Somit sind Sauermilchprodukte und milchsaure Gemüse wie Sauerkraut wichtige Bekämpfer des Darmpilzes, die aufgrund ihres Ballaststoffgehalts auch mechanisch diesen Ablösungsprozeß unterstützen.

Sauermilchprodukte und milchsaures Gemüse bekämpfen den Darmpilz.

Faktoren für eine Pilzerkrankung

Will man einen Darmpilz auskurieren, sollte man in erster Linie die langfristige Stabilisierung des Immunsystems anstreben. Neben der Darmsanierung, die häufig schon eine Linderung oder sogar Heilung der Erkrankung zur Folge hat, muß man auch andere Faktoren kritisch untersuchen:

- Wie sehem ‚eine Lebensbedingungen aus? Ist mein Organismus ständigem Streß ausgesetzt?
- Welche Gifte bedrohen meinen Körper?
- Liegt ein Mangel an Vitaminen und/oder Mineralien vor?
- Ist meine Ernährung ausgeglichen und vollwertig?
- Unterliege ich elektromagnetischer Belastung zu Hause oder im Büro?

Darmsanierung

Durch die Darmsanierung wird der Darm mit körpereigenen Bakterien besiedelt.

Da die endogenen Bakterien eine günstige Lebensgemeinschaft mit dem Darm eingehen, nennt man die Darmsanierung auch Symbioselenkung. Diese hat zum Ziel, den Darm in mehreren Stufen mit leistungsfähigen, körpereigenen Bakterien zu besiedeln und ihn somit wieder gesund zu machen. Zunächst muß der Darm gründlich von allen Resten entleert werden (siehe oben), bevor die Darmsanierung stufenweise durchgeführt werden kann.

Schritte der Symbioselenkung

1. Schritt: Zunächst müssen die Krankheitserreger, z. B. Pilze, die sich in kranken Darmbereichen angesiedelt haben, beseitigt werden. Sie sind verantwortlich für Fäulnis- und Gärungsprozesse, die zu Vergiftung und Krankheit führen. Die pathogenen Bakterien sind sehr sauerstoffempfindlich und können daher mit sauerstoffbildenden Mitteln wirkungsvoll bekämpft werden.
2. Schritt: Parallel zur Pilzbekämpfung muß der Körper gekräftigt werden. Bereits bestehende Entzündungen werden kuriert, Organe entgiftet und der Darm gestärkt, damit sich die „richtigen" Bakterienstämme wieder ausbreiten. Bei diesem Schritt spielen Laktose-Präparate eine wichtige Rolle. Nach 14 Uhr sollten Sie außerdem keine Eiweiße mehr zu sich nehmen.
3. Schritt: Falls sich die Behandlung der ersten beiden Schritte als außergewöhnlich langwierig erweist, führt man dem Körper zusätzlich noch Bakterienstämme zu.

Für Margot Brinkmann hatte sich einiges verändert: Sie wollte unbedingt wieder einen gesunden Darm haben. Viele ihrer Gesundheitsprobleme ließen sich auf die Schwächung des

Darms und damit ihres Immunsystems zurückführen. Sie wußte jetzt, daß sie den Pilz vertreiben mußte, um den „richtigen" Bakterien Platz zu lassen. Sie mußte also „ihre" Streß- und Vergiftungsquellen ermitteln und ausschalten.

Was kann man bei Darmpilz essen?

In dem Wissen, daß *Ballaststoffe* die Fäulnisflora im Darm reduzieren, Gift- und Abfallstoffe an sich binden und aus dem Darm entfernen, ging sie systematisch die Gemüse-, Getreide- und Obstarten durch, die für sie gut waren und ihr schmeckten: Brot, Semmeln und Gebäck aus Vollkorn waren für sie kein Problem; Gemüse aß sie gern, gedämpft und roh. Da die Kost möglichst frisch sein sollte, wollte sie sich angewöhnen, Karotten, Sellerie, Rote Bete und ähnliche Gemüsearten ungekocht in der Küchenmaschine zu raspeln, vielleicht mit einem ungeschälten Apfel oder ein paar Nüssen und unter Zusatz von gepreßter Zitrone und etwas Sahne oder Öl regelmäßig als Vorspeise zu essen. Dies war gesund, schmeckte − glücklicherweise auch den anderen Familienmitgliedern, was zusätzliche Kocherei ersparte −, und vor allem war es unaufwendig.

Ballaststoffe reduzieren die Fäulnisflora im Darm.

Auch *milchsaures Gemüse* mochte sie gern. Schon als Kind hatte sie sich für ein paar Pfennige rohes Sauerkraut beim Metzger gekauft und gegessen, während die anderen Kinder ihr Geld für Lutscher ausgaben. Wie hatte sie ihren Geschmack nur so verändern und vollkommen auf den Süßigkeitstrip geraten können?

Zu Beginn der Pilzbehandlung hatte übrigens die Entsäuerung Vorrang. Drei Wochen lang aß Margot Brinkmann nichts Rohes, kein Getreide, trank nur abgekochtes Wasser und verzichtete natürlich auf Süßigkeiten. Sie nahm vor allem gekochte Kartoffeln,

Die Entsäuerung steht zunächst im Vordergrund.

23

Rezept zur Herstellung von milchsaurem Gemüse

Für ein Einliterglas benötigen Sie (je nach Sorte): 500 bis 750 g Gemüse, 250 bis 500 ml abgekochtes Wasser, etwas Meersalz, Gewürze nach Geschmack.

Herstellung: Das geraspelte oder in mundgerechte Stücke geschnittene Gemüse abwechselnd in ein Glas schichten, andrücken und würzen. Glas nicht ganz füllen. Das abgekochte und gesalzene Wasser über das Gemüse geben, so daß es dieses reichlich bedeckt. Glas verschließen und eine Woche bei Zimmertemperatur stehen lassen; anschließend zwei weitere Wochen bei kühleren Kellertemperaturen (ca. 15°C) abgedunkelt gären lassen. Zum Schluß wird das Glas für weitere drei Wochen in den Kühlschrank gestellt, bis es nach einer Gesamtgärzeit von sechs Wochen fertig ist. Es sollte auch weiterhin kühl stehen.[2]

Milchsaures Gemüse ist vitamin- und mineralstoffreich.

ungeschälten gekochten Reis und rote Linsen (auch „Dhal" genannt) zu sich. Nach drei Wochen ging sie zu gedünstetem Gemüse und Kompott über, und nach einer weiteren Woche konnte sie Salat und frisches Obst essen.

Warum „milchsauer" so gesund ist

Milchsaures Gemüse ist reich an Vitaminen, besonders Vitamin C, und Mineralstoffen. Es unterstützt das Immunsystem, schützt vor Infektionen, wirkt antikanzerogen und gegen Verstopfung. Es ist übrigens gar nicht nötig, jeden Tag rohes Sauerkraut zu essen: Auch andere Gemüsesorten wie Möhren, Blumenkohl, Rote Bete, Bohnen, Erbsen, Paprika, Pilze, Tomaten oder Wirsing können milchsauer eingelegt werden (Rezept siehe Kasten). Frisches Faßsauerkraut aus dem Reformhaus oder Naturkostladen hat dabei einen höheren Vitamin-, Mineralstoff- und Ballastgehalt als Dosenkraut.

Mit Milchsäurebakterien wurden übrigens bereits in der Antike Nahrungsmittel haltbar gemacht, und auch unsere Großmütter wußten genau, wie gesund der wöchentliche Sauerkrauteintopf war.

Unterstützende Maßnahmen

Die gesunde Darmbesiedelung kann man durch Zugabe von Milchsäurebakterien (Laktobazillen) oder Bifidobakterien unterstützen. Diese werden in Form von sogenannten probiotischen Joghurts oder als Trockenpulver-Präparate in Kapseln angeboten. Die zusätzliche Einnahme von Bitterstoffen wie „Schwedenbitter verdünnt" und Heilerde wirkt entgiftend.

Probiotische Joghurts unterstützen die gesunde Darmbesiedelung.

Margot Brinkmann stellte sich eine ausführliche Liste der Lebensmittel zusammen, die ihren Gesundungsprozeß unterstützten, und notierte sich zur Warnung ebenfalls diejenigen, die den Pilzen Nahrung lieferten. An ihrer Küchenwand hing folgende Liste, auf der sie schon nach kurzer Zeit kaum noch nachsehen mußte:

Schlecht für mich, aber gut für den Pilz sind:

- Weißmehl, z. B. in Nudeln, Kuchen – auch Diabetikerkuchen
- Hefeteig, etwa in Brot, Stuten, Kuchen, Plunderteilchen
- weißer Reis
- süßes Obst (Birnen, Trauben, Melonen, Bananen, Erdbeeren u.a.), Kompotte
- Trockenobst (Rosinen, Feigen, Datteln, Mandarinen u.a.)
- Fruchtsäfte, Limonade, Cola
- Alkohol
- Zucker, Traubenzucker und zuckerhaltige Lebensmittel, Honig, Marmelade (auch Diabetiker-Marmelade), Schokolade, Eis
- industriell verarbeitete Nahrungsmittel wie Wurst, Konserven, Fertiggerichte, Würzmittel wie Essig, Senf, Suppenwürze, Ketchup, Bierhefe u.a.

Viele Nahrungsmittel unterstützen die Gesundung des Darms.

Hiermit mache ich den Pilz kaputt:

- Zucker- und hefefreie Backwaren wie Sauerteigbrot, Vollkornbrot, Knäckebrot
- Vollkorn (Hafer, Weizen, Gerste, ungeschälter Reis, Hirse) und Vollkornprodukte
- Kaltgepreßte Öle (insbesondere Schwarzkümmelöl), Butter, Butterschmalz (Ghee)
- Mandelmilch
- Sauermilchprodukte wie Kefir, Biojoghurt, Buttermilch sowie Quark, Hüttenkäse
- frisches Gemüse (besonders Sauerkraut und andere milchsauer vergorene Gemüse), Hülsenfrüchte, Kartoffeln, frische Kräuter
- Samen und Samenpasten
- Mineralwasser ohne Kohlensäure, Getreidekaffee, Kräutertees
- getrocknete grüne Meeresalgen (z. B. Kelp, Spirulina)

Ägyptisches Schwarzkümmelöl

Das ägyptische Schwarzkümmelöl ist während einer Pilzbehandlung aufgrund seiner immunregulierenden Wirkung sehr empfehlenswert; vor allem wirkt es hemmend auf das Wachstum von Pilzen. Dieses Öl ist ein reines Naturprodukt, das aus den Samen der ägyptischen *Nigella sativa* gewonnen wird und eine bis zu Pharaonenzeiten zurückreichende Tradition in der Naturheilkunde hat. Ein vor den Mahlzeiten eingenommener Eßlöffel Schwarzkümmelessig sorgt für die notwendige Übersäuerung im Darm, bei der die Pilze absterben.

Schwarzkümmelessig

Man erhitzt ein Glas Apfelessig und fügt ein halbes Glas feinge-mahlenen Schwarzkümmelsamen hinzu. Dann kocht man die Mischung auf und mischt anschließend ein halbes Glas Schwarz-kümmelöl bei. Die Flüssigkeit wird gründlich verrührt, bevor sie abkühlt.

Schwarzkümmel-essig läßt sich sehr einfach selbst her-stellen.

Margot Brinkmann kannte dieses Rezept zwar nicht, aber sie hatte von Schwarzkümmelöl gehört, das sie sich in Kapselform in der Apotheke besorgt hatte. Sechs Wochen lang nahm sie täglich drei-mal zwei Kapseln ein, was ihr zudem als angenehme Begleiterschei-nung die lästigen Schmerzen vor der Periode nahm.

Schlaflos auf der Wasserader: Geopathische Störungen

Baubiologen und Radiästheten können geopathische Zonen auffinden.

Nachdem die Darmsanierung bei Margot Brinkmann schon nach vier Wochen zu einer Verbesserung ihres allgemeinen Gesundheitszustandes geführt und sie zu ihrer großen Zufriedenheit überdies sechs Kilo abgenommen hatte, wurde offensichtlich, daß ihre Mattigkeit und die Schlafstörungen unvermindert anhielten. Vermutlich gab es also äußere Einflüsse, die ihren Organismus belasteten. Gespräche mit ihrer Behandlerin Ingrid Kraaz von Rohr veranlaßten sie, sich an einen Baubiologen oder Radiästheten zu wenden und ihr Haus auf geopathische Zonen untersuchen zu lassen.

Die Zirbeldrüse kommt durcheinander

Zum Erstaunen von Wolfgang und Margot Brinkmann stellte dieser bald fest, daß ausgerechnet ihr Bett über einer Wasserader stand. Schlafstörungen waren dadurch programmiert. Sie räumten ihr Zimmer um und stellten das Bett an einer anderen Stelle wieder auf, was sich bald schon positiv auf den Schlafrhythmus auswirkte. Ein gestörtes Erdmagnetfeld wirkt sich irritierend auf den Zellaufbau wie auch auf die Zirbeldrüse (Epiphyse) aus. Diese produziert die Hormone Serotonin und Melatonin, die den Wach- und Schlafrhythmus regeln. Besonders die regelmäßige nächtliche Einwirkung von Erdmagnetstörungen kann also das körperliche Befinden dramatisch beeinflussen.

Haustiere und Pflanzen weisen auf geopathische Felder hin

An geopathischen Störzonen bilden sich gern Wespennester oder Ameisenhügel. Haustiere geben Ihnen ebenfalls Auskunft:

28

Geopathische Zonen

Leben heißt Schwingung. Alles Sein besteht aus natürlichen Strahlungen unterschiedlicher Frequenzen. Sie kommen aus der Erde und aus dem Weltraum, und sie regen das Wachstum von Organismen an. Erst in Überdosierung werden sie gefährlich.

Negative Erdstrahlen entstehen durch Wasseradern, Erdverwerfungen (Stellen, an denen die Erdkruste sich gegeneinander verschoben hat), elektromagnetische Felder, große Erz-, Mineralien-, Erdöl- oder Erdgasvorkommen. Auch gibt es regelmäßige erdmagnetische Gitterstrukturen, die vermutlich durch den radioaktiven Zerfall im flüssigen Magma des Erdinnern entstehen.

Bei dauerhafter Einwirkung können sie dem Körper Energie abzapfen und ihn krank machen: Wer an einem geopathogenen Ort schläft, leidet unter scheinbar unerklärlicher Erschöpfung, wird apathisch und desinteressiert.

Katzen sind gern an solchen Plätzen, die für uns Menschen ungesund sind. Hingegen sind Hunde oder Kaninchen verläßliche Indikatoren für Stellen mit gesunder Energie. Instinktiv suchen sie diese positiven Kraftorte auf und lassen sich dort nieder.

Auch Pflanzen können radiästhetische Hinweise geben: Gedeihen sie auffällig gut, mag dies auf einen „Kraftort" hinweisen, eine Stelle, die besonders starke positive Energie abstrahlt. Umgekehrt ist eine trotz intensiver Pflege vor sich hin welkende Pflanze möglicherweise ein Indiz für einen geopathischen Bereich. Stellen Sie die Pflanze in beiden Fällen an einen anderen Ort: Zuviel positive wie auch zuviel negative Energie sind schädlich.

Die radioaktive Grundstrahlung aus der Erde unterliegt starken regionalen Schwankungen. So ist sie in Mittelgebirgslagen wie dem Bayerischen Wald aufgrund geologischer Besonderheiten ungefähr dreimal so hoch wie in München oder Nürnberg.[4]

Haustiere und Pflanzen geben Hinweise auf geopathische Zonen.

29

Wie kann ich Magnetfeldstörungen verhindern?

- Bei geopathischen Störungen suchen Sie einen anderen Schlaf- beziehungsweise Arbeitsplatz.
- Ersetzen Sie Federkern- durch Naturfasermatratzen.
- Vermeiden Sie Metallteile in Bettgestellen.
- Entfernen Sie Metallteile (HiFi-Anlagen o. ä.) aus Ihrer Schlafumgebung. (Auch davon gehen Störungen aus.)
- Wenn Sie auf den Fernseher im Schlafzimmer wirklich nicht verzichten können, schalten Sie den Fernseher zumindest nachts ganz aus, und drehen Sie den Bildschirm zur Seite.

Radonbelastung

Radon zerfällt zu radioaktiven Schwermetallen, die sich in der Lunge anlagern.

Radon in Innenräumen ist insofern gefährlich, als es zu radioaktiven Schwermetallen zerfällt, die sich in den Atemwegen und der Lunge anlagern und nach statistischen Schätzungen für 4 bis 12 Prozent der Lungenkrebssterblichkeit verantwortlich sind.[5]

Da Radon von unten in die Häuser eindringt, ist die Belastung in Keller und Erdgeschoß am höchsten. Hilfreich ist hier eine Polyethylen-Folie gegen das Erdreich, die beim Hausbau oberhalb der Fußbodendämmung angebracht wird.

Die Baustoffe sind unterschiedlich hoch belastet, wobei Phosphatgips einen ungefähr zehnmal höheren Wert aufweist als z. B. Ton und Lehm. Sandstein, Kalk, Naturgips und besonders Holz sind ebenfalls relativ gering mit Radon belastete Materialien.

Das ohnehin durch Radon existierende, relativ hohe Krebsrisiko verzehnfacht sich, wenn in radonbelasteten Räumen geraucht wird. Die Radonbelastung kann man durch regelmäßiges starkes Lüften verringern. Dabei sollte das Fenster nicht nur gekippt, sondern weit geöffnet werden, am besten mit Durchzug.

Das Knistern im Schlafzimmer: Elektrostatische Aufladung statt zündender Erotik

Bei der Umstellung der Betten im Schlafzimmer der Brinkmanns konnte der Baubiologe es jedoch nicht bewenden lassen: Ihm erschienen die hier verwendeten Materialien als äußerst ungünstig, da sie elektrostatische Aufladungen begünstigten.

Sicher kennen Sie die unangenehme Erfahrung, wenn Sie z. B. beim Anfassen der Autotür einen „Schlag" bekommen. Diese negativen „Entladungsschläge" rühren von einer extrem hohen, ungünstigen Aufladung her, die wir auch im Haus durch ein unnatürliches elektrisches Feld erzeugen. Ein Spannungsfeld zwischen Kunstfasergardinen und einem Teppich aus Wolle, Kunstfasern oder Mischgeweben z. B. kann sich statisch auf mehrere tausend Volt/m aufladen, was der Kraft eines Gewitters entspricht. Das heißt aber nichts anderes, als daß Wolfgang und Margot Brinkmann ständig in einem elektrisch erzeugten Streßfeld schliefen.

Ein Spannungsfeld zwischen Gardinen und Teppich kann sich statisch auf die Stärke eines Gewitters aufladen.

Wie kann man elektrostatische Aufladungen vermeiden?

- Holz-, Linoleum- oder Korkboden statt Teppichboden
- Baumwoll-, Leinenvorhänge statt Kunstfasergardinen
- Massivholz statt (gar kunststoffbeschichtetem) Preßspan
- Kleidung aus natürlichen Materialien
- Sitzgelegenheiten aus natürlichen Materialien
- Plüschtiere nicht ins Bett (Füllmaterial)
- Fernseher ganz abschalten (Stecker möglichst herausziehen)

Die Farbe Blau im Schlafzimmer unterstützt einen gesunden Schlaf.

Verständlicherweise wollten Wolfgang und Margot Brinkmann nicht sofort den gerade neu verlegten Teppichboden im Schlafzimmer entfernen, der ziemlich teuer war. Aber für Margot Brinkmann war es überhaupt kein Problem, die alten Gardinen durch ein kostengünstiges Rollo aus fester Baumwolle zu ersetzen. Ingrid Kraaz von Rohr riet ihr zu einem hellblauen oder türkisfarbenen, das sowohl für genügend Dunkelheit im Zimmer sorgte als auch farbtherapeutisch wegen der beruhigenden Ausstrahlung von Blau einen gesunden Schlaf unterstützen sollte.

Bereits mit dieser einfachen Lösung konnte die elektrostatische Aufladung erheblich gesenkt und eine angenehme Atmosphäre im Schlafzimmer geschaffen werden.

Quecksilberbelastung, zum Beispiel Amalgam

Margot Brinkmanns Backenzähne waren allesamt mit zum Teil sehr alten Amalgamplomben gefüllt. Daher lag der Verdacht nahe, daß ihre Erschöpfung auch in einer durch Amalgamfüllungen bedingten Quecksilbervergiftung begründet lag. Das körpereigene Abwehrsystem des Menschen hält nur dann wirkungsvoll Krankheiten fern und die Vitalität des Menschen aufrecht, wenn es die Angriffe von außen bewältigen kann. Zu viele schädigende, vor allem chronische Einflüsse aber schwächen auf Dauer dieses System. Bekanntermaßen führen Schwermetallbelastungen zu solchen Funktionseinbußen.

Eine Quecksilberbelastung, z. B. durch Amalgamplomben, kann zu Erschöpfungszuständen führen.

Quecksilber vergiftet den ganzen Körper

Bei Personen mit Amalgamfüllungen lassen sich oft Quecksilbervergiftungen nachweisen[6], was mittlerweile auch kaum noch bestritten wird. Diese führen u.a. zu Störungen des Zentralnervensystems, wie z. B. Schlafstörungen oder Depression sowie zu allergischen Hauterscheinungen, Haarausfall, Schmerzen im Bewegungsapparat, Veränderungen im Blutbild und Störungen im Verdauungstrakt, sowie bei der Menstruation.

Nach sorgfältiger Entfernung der Amalgamfüllungen wird eine Ausleitung der Quecksilbergifte aus dem Körper vorgenommen. Häufig wird intravenös DMPS (2,3-Dimercapto-1-propansulfonsäure) verabreicht, ein Mittel, das zu einer Quecksilbermobilisation im Körper führt: Das Gift wird unmittelbar ausgeschieden, wie sich innerhalb von 45 Minuten nach DMPS-Gabe im Urin nachweisen läßt. Nur zwei Wochen nach dieser Behandlung (die in besonders drastischen Fällen wiederholt werden kann) läßt sich ein etwa fünfzigprozentiger Anstieg der körpereigenen Abwehrzellen feststellen – ein beruhigendes Beispiel dafür, daß sich der Körper nach der Entfernung des Giftes, auch wenn dieses jahrelang auf den Organismus eingewirkt hat, schnell wieder zu regenerieren vermag. Eine schonende und wirkungsspezifische Art zu entgiften ist übrigens eine homöopathische Ausleitung. Erfahrene Homöopathen können die richtige Dosierung und Potenz des passenden Mittels individuell für den Patienten ermitteln. Besonders ist auf eine ausreichende Nierentätigkeit zu achten: Trinken Sie täglich 2,5 l, vorzugsweise Nierentee, den Sie sich in der Apotheke mischen lassen.

Nierentee

- Brennesselblätter
- Birkenblätter
- Ackerschachtelhalmblätter
- Goldrute

jeweils (25 g) zu gleichen Teilen;
1 TL pro Tasse als Aufguß; mehrere Tassen täglich trinken

Folgeerkrankungen durch Amalgambelastungen

Quecksilber und Quecksilberverbindungen schädigen den Organismus.

Quecksilber und bestimmte Quecksilberverbindungen schädigen das Nervensystem und die Abwehrzellen, schwächen das Immunsystem und stören das körpereigene Bakteriengleichgewicht. Da sich Selen und Zink im Körper mit Quecksilber verbinden, werden sie dem Organismus entzogen, und es kommt zu entsprechenden Mangelzuständen.

Mit der Entfernung von Amalgam aus den Zähnen muß daher eine systematische Stärkung des Immunsystems einhergehen.

Mittel zur Stärkung des Immunsystems

- Vitamin A bzw. Beta-Karotin, Vitamin B und C
- Selen (nicht mit Zink zusammen)
- Zink (nicht mit Selen zusammen)
- Echinacea
- Ginseng
- Eleutherococcus
- Kuren mit Gelée Royale und Blütenpollen
- Heiße Milch mit Ghee (Rezept siehe Seite 125)
- Viel Bewegung an frischer Luft
- Ausreichend Schlaf
- Meditation

Vorsicht bei der Entfernung von Amalgam!

Die Entfernung von Amalgamfüllungen ist eine heikle Angelegenheit, da besonders viel Quecksilber freigesetzt wird. Um die vorübergehende Belastung des Körpers so gering wie möglich zu halten, sollte man eine Aufnahme über die Mundschleimhäute vermeiden, indem der Zahnarzt den Mund mit weichem Papier o.ä. auskleidet. Vermeiden Sie das Verschlucken von Teile der herausgelösten Füllungen. Nach der Entfernung sollten bis zur endgültigen Sanierung der Zähne mit Gold, Keramik oder einem anderen verträglichen Material möglichst zwei bis drei Monate verstreichen.

Achten Sie darauf, daß der Zahnarzt vor der Entfernung von Amalgam die nötigen Schutzmaßnahmen trifft!

Margot Brinkmann befolgte folgende Heilvorschläge:
- Sie ließ sich auf eine Behandlung ein, bei der sämtliche Amalgamfüllungen ausgetauscht wurden.
- Ihr Organismus wurde homöopathisch mit Hepar sulf. und Mercurius sol. entgiftet. Anschließend nahm sie Zink- und Selenpräparate ein, da Quecksilber diese beiden Stoffe chemisch an sich bindet und so dem Körper entzieht.

- Mehrere Wochen lang unterstützte sie den Entgiftungsprozeß zusätzlich durch die Einnahme der Vitamine B, C und E.
- In der Apotheke ließ sie sich einen speziellen Tee gegen Erschöpfung mischen, der die Leber bei der Entgiftung unterstützen sollte und aus folgenden Zutaten bestand:

Tee zur Leberentgiftung

30 g Blätter und Wurzeln von Löwenzahn
30 g Mariendistelsamen
20 g Fenchelsamen
20 g Anis

Von dieser Mischung kochte sie einen Teelöffel in einer Tasse Wasser kurz auf und trank den Tee vor dem Essen. Zudem befolgte sie den Ratschlag von Ingrid Kraaz von Rohr, wie sie die körperliche Entgiftung auf einfache, aber wirkungsvolle Art mit den Mitteln der Farbtherapie unterstützen könne:

Da die Farbe Lemon (helles Gelbgrün, siehe Buchumschlag) die Körperentgiftung anregt, sollte Margot Brinkmann sich soviel wie möglich dieser Farbe aussetzen. Es ist die Farbe des ersten Grüns im Frühjahr. In dieser Phase, die allgemein die Zeit des Frühjahrsputzes ist, sind Spaziergänge in der Natur von großer Bedeutung für die Selbstreinigungsprozesse im Körper.

Die Farbe Lemon regt die Körperentgiftung an.

Zudem ist es hilfreich, ein klares Glas Wasser einige Minuten auf einen lemonfarbenen Untersetzer zu stellen. Das Wasser nimmt über die Schwingungen der Farbe deren spezifische Informationen auf und regt innerlich den Körper an, sich zu entgiften.

In der Praxis wurde der Entgiftungsprozeß bei Margot Brinkmann durch Farbbestrahlungen unterstützt: Die Farbe Lemon wurde auf die Thymusdrüse gestrahlt, Rot an die Leber, Violett an die Milz und Gelb auf die Nierenpole.

Die seelische Abfallbeseitigung

Bei der Entgiftung sollte man sich nicht einseitig auf die körperlich manifesten Phänomene beschränken. Körper und Seele bilden eine untrennbare Einheit, formen und beeinflussen sich wechselseitig. Krankheit ist nie nur eine Ansammlung von sichtbaren negativen Symptomen, sie ist gleichzeitig Ausdruck einer Schwächung im mentalen Bereich.

Bei der Entgiftung sollte man bedenken, daß Körper und Seele eine untrennbare Einheit bilden.

Selbstzweifel zehren an der Gesundheit

Margot Brinkmann wurde nicht einfach nur dick, weil ihr Körper sich allmählich hormonell umstellte oder weil sie etwa plötzlich der Zuckersucht verfallen war. In dieser Gewichtszunahme spiegelten sich zugleich ihre innere Unausgeglichenheit und Haltlosigkeit wider. Nach 18jähriger Ehe waren sie und ihr Mann einander fremd geworden. Sie hatte ihr jugendlich attraktives Aussehen verloren, und es fehlte ihr auf geistigem Gebiet die anspruchsvolle Aufgabe, an der sie ihr Selbstwertgefühl hätte stärken können. So war sie in ein Loch der Selbstzweifel gefallen, aus dem von außen niemand sie herausholte. Und aus eigener Kraft war sie dazu nicht in der Lage. Wollte Frau Brinkmann wieder gesund und vital werden, mußte sie sich auch um ihre Psyche kümmern und Kraft aus ihrem Inneren schöpfen.

Meditation heilt

Ihr wurde empfohlen, sich mit Meditationsformen auseinanderzusetzen und eine ihr angenehme Art auszuwählen. Frau Brinkmann belegte einen Kurs über autogenes Training, bei dem sie am ehesten glaubte, zu sich selbst zu finden und zu innerer Ruhe zu gelangen.

Lichtmeditation unterstützt die seelische Entgiftung und den Heilungsprozeß.

Aus ihrer Praxis als Farbtherapeutin legte Ingrid Kraaz von Rohr ihrer Patientin als einen wichtigen Bestandteil des ganzheitlichen Reinigungsprozesses eine Farbmeditation mit violettem Licht nahe. Lichtmeditationen führen zu beeindruckenden Heilergebnissen. Violett ist die Farbe der Reinigung und Klärung. Wenn man mit dieser Farbe meditiert, befreit man sich von negativen Gedanken, Verspannungen und Problemen sowie von belastenden Giftstoffen und Ablagerungen auf der Ebene der Körperzellen.

Reinigende Meditation mit dem violetten Licht

Zur Meditation, die anfangs nicht länger als zwanzig Minuten dauern sollte, brauchen Sie eine ruhige Umgebung, in der Sie ungestört sind. Beseitigen Sie Einflüsse, die Ihrer stillen Konzentration entgegenwirken könnten; schalten Sie das Telefon aus, und signalisieren Sie den anderen Familienmitgliedern, daß Sie nun nicht ansprechbar sind.

Zur Farbmeditation nehmen Sie eine sitzende Haltung mit möglichst aufrechter Wirbelsäule ein. Gleichwohl sollten Sie ganz entspannt sitzen. Sie können sich auch anlehnen oder hinlegen. Schließen Sie die Augen und kommen allmählich zur Ruhe, indem Sie mehrmals tief atmen. Beim Ausatmen stellen Sie sich vor, daß Sie alle Giftstoffe aus Ihrem Körper herauslassen.

Nun stellen Sie sich eine violette Flüssigkeit vor, die über den Scheitel in Ihren Kopf einfließt und sich in kreisenden Bewegungen in Ihrem Körper verteilt. Nacheinander durchspült sie jeden einzelnen Körperteil, jedes Organ und zieht die dort abgelagerten Giftstoffe und negativen Energien mit sich. Zurück bleiben gereinigte, mit positiver Energie geladene Bereiche.

Die Farbreise erfolgt von oben nach unten: Zunächst fließt die violette Flüssigkeit durch den Kopf, den Hals, die Halswirbelsäule in beide Schultern und Schulterblätter, dann in die Arme, Hände und bis in die Fingerspitzen.

Weiter strömt sie dann in die Brustwirbelsäule und den Oberkörper. Sie erfüllt den gesamten Brustraum und die Rückenpartien und klärt auch die einzelnen Organe: das Herz, die Lunge, den Magen, die Leber und Gallenblase (rechts innen unter den Rippen), die Milz und die Bauchspeicheldrüse (links unter den Rippen).

Langsam fließt das Licht weiter in den Unterkörper. Besonders gründlich durchströmt es den Darm, läßt keine Windung bei dieser sieben Meter langen Reise durch den Bauch aus. Auch die Nebennieren (hinten innen unter den Rippen) und die darunter liegenden Nieren werden gründlich durchspült. Dann erreicht das violette Licht die Keimdrüsen – bei Frauen die Eileiter, Eierstöcke und die Gebärmutter, bei Männern die Prostata –, und schließlich säubert es in kleinen, kreisenden Bewegungen die Blase und den Anus.

Weiter wandert das Licht den Körper durch die Beine hinunter, an den Beckenschaufeln, Oberschenkeln, beiden Knien, Waden, Knöcheln, Fersen entlang und durchströmt die Füße bis zu den Zehenspitzen, wo die violette Flüssigkeit den Körper verläßt. Stellen Sie sich vor, sie dringe nun tief in die Erde ein, wo sie unter dem klärenden Einfluß von Magma in positive Energie verwandelt wird. Während dieser Reise beobachten Sie aufmerksam Ihre Körperreaktionen. An Stellen, an denen Sie mögliche Widerstände gespürt haben, sollten Sie etwas länger verweilen, bis Sie sicher sind, daß die kreisende Flüssigkeit auch die letzten Zellgifte mit sich fortführt.

Nach der Meditation fühlen Sie sich durch und durch bis in die äußersten Hautzellen von Gift- und Schlackenstoffen befreit. Atmen Sie mehrmals tief durch, und öffnen Sie die Augen. Besonders befriedigend ist eine anschließende Farbmeditation mit dem goldenen Licht, das in der gleichen Weise den Körper von Kopf bis Fuß durchspült und mit seinen kraft- und energiespendenden Eigenschaften energetisiert.

Nach der Meditation fühlen Sie sich durch und durch befreit.

39

Neurodermitis – Die Etappen einer Entgiftung

Es ist kein Zufall, daß der zehnjährige Martin Brinkmann ein Neurodermitiker ist. Diese lästige und juckende Hautkrankheit befällt immer mehr Menschen, nicht selten schon im Säuglingsalter, und ihre Ursachen sind nicht eindeutig geklärt.

Allergie oder psychische Erkrankung?

Je nach Erklärungsmodell gilt die Neurodermitis entweder als multiple Allergie, die nicht durch ein eindeutig identifizierbares Allergen, sondern durch das Zusammenspiel verschiedener Faktoren entsteht, oder als eine eher psychisch bedingte Erkrankung. Wie auch immer man die Neurodermitis-Ursachen sieht, in jedem Fall liegt dieser Krankheit auf biochemischer Ebene eine falsche Immunantwort des Körpers zugrunde, die für die Hautentzündungen verantwortlich ist. Wegen der Vielfalt der Ursachen von Neurodermitis ist sie bei jedem von ihr Betroffenen sehr individuell ausgeprägt, d.h. in jedem Einzelfall muß sehr genau ermittelt werden, welche Stoffe in der Nahrung beziehungsweise im Lebensumfeld nicht vertragen werden. Dies ist zumeist ein mühseliges Unterfangen, das viel Zeit und Geduld erfordert.

Der Neurodermitis liegt immer eine falsche Immunantwort des Körpers zugrunde.

Umweltgifte spielen immer eine Rolle

Grundsätzlich aber gilt, daß die belastenden Faktoren ermittelt und ausgeschaltet werden müssen: Wenn wir an einer Krankheit leiden, die durch eine verschmutzte Umwelt hervorgerufen wird, so ist es in unserem ureigenen Interesse erforderlich, energisch der Umweltverschmutzung entgegenzutreten.

40

Belastende Faktoren für den Neurodermitiker

- tierisches Eiweiß durch Impfung
- Hormone während der Schwangerschaft
- zuwenig Rohkost und Gemüse
- zuviel denaturierte Nahrungsmittel wie Zucker und Weißmehl
- Mineralstoffmangel durch vitalstoffarme Ernährung und überdüngte Böden
- häufige Einnahme von Antibiotika
- Alkoholkonsum
- Pestizidrückstände in der Nahrung
- unedle Metalle im Organismus (z. B. Amalgam)
- toxische Chemikalien in der Luft, in Nahrungsmitteln, Kleidungsstücken, Kosmetika und Körperpflegemitteln und in der Wohn- und Arbeitsumgebung

In einigen Fällen führen alternative Behandlungen wie die Bioresonanztherapie, Eigenblut-, Eigenurinbehandlungen oder Akupunktur in frühester Kindheit zu erstaunlichen Ergebnissen. Martins Erkrankung aber war keineswegs unter Kontrolle, als er zum ersten Mal zu Ingrid Kraaz von Rohr in die Praxis kam.

Der grausame Juckreiz

Seine Hand-, Arm- und Kniegelenke waren mit juckenden roten Flecken übersät, die sich auch über Brust und Rücken ausbreiteten. Mit seinen zehn Jahren war Martin zwar verständig genug zu wissen, daß er bei Juckreiz möglichst nicht kratzen sollte, aber diese Kontrollinstanz fiel während des Schlafs aus, so daß er sich nachts manchmal blutig kratzte. Bei schubweise auftretenden Krankheitsattacken war die gesamte Körperhaut entzündet; früher war der Junge in solchen Phasen immer mit Kortison behandelt worden. Ansonsten hatte sich Martin mit mäßiger Konsequenz an die ihm

Mancher Neurodermitiker kratzt sich sogar im Schlaf blutig.

ärztlich verordneten Ernährungsregeln gehalten. Nur zu gern trank er Cola-Getränke, und den Chips und Schokoriegeln, von denen seine Schwester unendliche Vorräte hielt, konnte das Kind auch nicht immer widerstehen. Leider aber ist bei der Neurodermitis-Diät ein „Rückfall", d.h. beispielsweise eine unerlaubte Portion Pommes frites mit Schweineschnitzel, gleichbedeutend mit einer Hautentzündungsattacke.

Martins Behandlung wurde vorsichtig angegangen.

Martins Behandlung

Neurodermitiker müssen am Anfang ihrer Behandlung auf Duschen und Baden verzichten.

Zunächst mußte sich die Haut beruhigen und den Juckreiz gelindert werden. Überraschend war für den Jungen die Anweisung, nicht zu baden oder zu duschen, solange die Haut stark entzündet war. Toll! Das war doch wenigstens mal ein gescheiter Rat. Statt dessen sollte er die gesunden Hautflächen mit einem Waschlappen und einer milden, pH-neutralen Seife ohne Parfümzusätze reinigen und die erkrankten Hautpartien vor ihrer Abheilung möglichst nicht mit Leitungswasser, sondern mit stillem Quellwasser oder destilliertem Wasser aus der Apotheke abtupfen. Sogar ein in Sesam- oder Schwarzkümmelöl getauchter Wattebausch wurde ihm zur Reinigung empfohlen. Entgegen seiner bisherigen Lebenserfahrung sollte er jetzt nicht nur möglichst wenig duschen oder baden und schon gar nicht Duschgels benutzen, nein – es kam noch toller:

Pfui: Urin auf die Haut!

Tatsächlich wurde er aufgefordert, seine Haut zu bepinkeln! Also, vielleicht nicht direkt, aber auf jeden Fall sollte er seinen Morgenurin in einem Gefäß sammeln (na ja!) und mehrmals täglich die betroffenen Hautstellen damit einreiben. (Pfui Teufel, das ging selbst ihm zu weit.)

42

Da dieser ungewöhnliche Vorschlag offensichtlich ernst gemeint war, ließ ihn die Neugier nicht mehr los. Also befolgte er den Rat – zuerst heimlich, dann glücklicherweise regelmäßig. Denn Martin gehört zu den Menschen, die sehr positiv auf Eigenurin reagieren (was nicht immer der Fall sein muß). Daß anschließend die Haut schnell heilte und die Urinbehandlung auch weniger stank als vermutet, machte die Therapie in Martins Augen schließlich akzeptabel. Nachdem seine Haut innerhalb von zwei Wochen deutlich blasser geworden und auf dem Weg der Heilung war, badete er hin und wieder auch. Einziger Zusatz ins Badewasser war etwas Sesamöl zur Rückfettung.

Schwarzkümmel- und Teebaumöl

Bei entzündeter Haut eines Neurodermitikers empfiehlt es sich, ätherisches Teebaumöl unverdünnt auf die Haut aufzutragen. Es lindert spürbar den Juckreiz und verhindert aufgrund seiner entzündungshemmenden Wirkung Infektionen. Auch das ägyptische Schwarzkümmelöl, innerlich eingenommen wie äußerlich aufgetragen (letzteres z. B. mit Jojobaöl und einigen Tropfen Teebaumöl vermischt), verzeichnet beachtliche Besserungserfolge, da es die Immunantwort des Körpers auf allergene Fremdstoffe harmonisiert.

Teebaumöl lindert den Juckreiz und verhindert Infektionen.

Worauf Neurodermitiker achten müssen

Vorsicht mit Waschmitteln!

Die meisten Waschmittel enthalten eine Reihe an chemischen Komponenten, die gerade die empfindliche Haut sehr reizen. Zum Glück werden Waschmittel mittlerweile phosphatarm oder -frei hergestellt; dennoch fließen jährlich über 200 000 Tonnen Tenside ins Abwasser, die Fische und Wasserorganismen töten.
Eine ebenso einfache wie altbewährte Möglichkeit, gesünder zu

waschen, besteht darin, auf natürliche Produkte zurückzugreifen: Seifenflocken oder Neutralseife aus Reformhaus oder Drogerie, Gallseife gegen hartnäckige Flecken, Essig zum Entkalken. Auf Weichspüler sollte man ganz verzichten (unbedingtes Muß bei Neurodermitis!). In Sonne und Wind getrocknete Wäsche ist weich genug und duftet zudem angenehm. Wer dennoch einen speziellen Duft in seiner Wäsche haben will, kann in den Spülgang einige Tropfen eines reinen ätherischen Öles geben.

Die Wäsche von Neurodermitikern sollte zudem gründlich klargespült werden, am besten zweimal im Spülgang waschen.

Die Kleidung

Jedes neue Kleidungsstück sollte vor dem ersten Tragen fünfmal gewaschen werden.

Wie jeder Neurodermitiker vertrug Martin keine Synthetik, Kunstfasern und auch kein tierisches Material wie Wolle auf der Haut. Am wohlsten fühlte er sich in Baumwolle oder Seide. Da Baumwolle aber Formaldehyd oder Rückstände von Entlaubungsmitteln enthalten kann, sollte jedes neue Kleidungsstück aus diesem Material mindestens fünfmal gewaschen werden, bevor ein Neurodermitiker es zum ersten Mal anzieht.

Sandalen beziehungsweise Halbschuhe sind hochgeschlossenen und dicht schließenden vorzuziehen, wie sie jetzt unter Jugendlichen so beliebt sind. Und natürlich kommen keine anderen als Baumwollsocken in Frage.

Auch sollte Martin möglichst keine roten Farben am Körper tragen, da diese den Juckreiz verstärken; Blau und Türkis hingegen wirken kühlend und beruhigend. Diese Wirkung wird gezielt in der Farbtherapie eingesetzt. Außerdem wurde Martin bei akuten Zuständen mit Violett an der Milz bestrahlt.

Eine solche Farbbestrahlung kann man mit einer kleinköpfigen, stark strahlenden Taschenlampe mit Folienvorsatz und Pyramidenaufsatz aus Quarz (siehe Anhang) vornehmen. Während der Nacht wirkt ein mattes, dunkelblaues oder blaugrünes Licht gegen den

44

Juckreiz, das man durch Anbringen einer blauen Glasscheibe vor einer Lampe beziehungsweise Einschrauben einer blauen Glühbirne erhält. (Vorsicht mit Tüchern, bei denen über einen längeren Zeitraum die Gefahr der Entflammung besteht.) Ebenso angenehm sind dunkelblaue oder türkisfarbene Bettwäsche und Schlafanzüge.

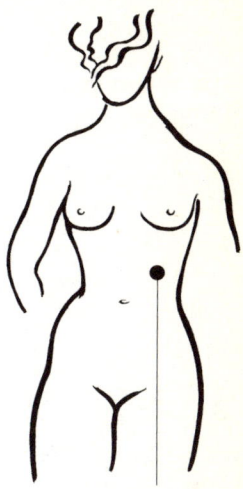

Violett an die Milz

Abb.1: Akupunkturpunkt für Farbbestrahlung

Das Bett

Besondere Aufmerksamkeit kommt auch dem Bett zu: Statt Feder- oder Daunendecken und -kissen sollte der Neurodermitiker Baumwolle oder Seide benutzen. Schafwoll- oder Kamelhaardecken sowie Lammfellauflagen sind ebenfalls zu meiden. Als Matratzen kommen solche aus Naturlatex oder Kapok in Frage, nicht aber Roßhaarmatratzen, und schon gar keine Federkernmatratzen, die im übrigen für niemanden gut sind, sowenig wie irgendwelche anderen Metallteile am Bett.

In Martins Fall sollte die alte Federkernmatratze ohnehin ausgetauscht werden. Darüber hinaus aber wurde der Baubiologe hellhörig, als die Mutter beiläufig erwähnte, daß der Junge morgens immer am Fußende in seinem völlig zerwühlten Bett liege. Für ihn war dies ein Indiz für eine geopathische Stelle, was sich dann auch bestätigte. Martin bekam also nicht nur eine neue Matratze, sein Bett erhielt auch einen anderen Stellplatz, auf dem er tatsächlich bald ruhiger schlief.

Bei allen Krankheiten, die sich in einer gereizten, juckenden Haut äußern, gilt, daß die Wohntemperatur 20 °C möglichst nicht überschreiten darf.

Keine Tierhaltung!

Haustiere, egal ob Katze, Kaninchen, Hund oder Vogel, sind leider tabu. Häufig reagiert der Neurodermitiker allergisch auf die Haare und Federn der Tiere; noch kritischer aber kann der aufwirbelnde Käfigstaub sein, der mit Milben durchsetzt ist.

Seit langem wünschte sich Martin sehnlichst einen kleinen Hund, doch dieser Wunsch wurde ihm nicht erfüllt – zu Recht. Zwar hatten Untersuchungen gezeigt, daß Martin nicht allergisch auf Hundehaare reagierte, aber eine solche Empfindlichkeit kann sich gerade durch regelmäßigen Kontakt herausbilden. Und sich von einem erst einmal angeschafften Tier, das man lieb gewonnen hat, zu trennen, kann ein psychisch belastendes Erlebnis sein, durch das die Neurodermitis noch verstärkt wird.

Vorsicht mit Impfungen und Antibiotika!

Bei entsprechender Veranlagung führen Impfungen zum Ausbruch der Neurodermitis.

Erfahrungsgemäß kommt Neurodermitis bei entsprechender Veranlagung häufig nach einer Impfung zum Ausbruch. Bereits Martins Mutter war durch eine Vielzahl von Impfungen in ihrer Kindheit und Jugend mit einem zu hohen Gehalt an tierischem Eiweiß belastet, wodurch seine Neurodermitiserkrankung relativ wahrscheinlich geworden war. In einem solchen Fall sollte man bei einem Kind sehr vorsichtig impfen und Impfungen, z. B. gegen Keuchhusten, Tuberkulose, Masern, Mumps oder Grippe, möglichst meiden. Ohnehin ist die Impfung im zweiten Lebensjahr des Kindes sehr viel leichter verträglich als im ersten. Liegt also der Verdacht nahe, daß ein Kind zu Neurodermitis neigt und tierische Eiweiße (Hühnereiweiß) nicht verträgt, sollte man diese Frage sehr genau mit dem behandelnden Kinderarzt erörtern.

Auch die schnelle Gabe von Antibiotika bei hochfiebrigen Infekten ist nicht empfehlenswert, da der Körper durch das Fieber sein Immunsystem stärkt. Dieser Prozeß aber wird durch das Antibiotikum verhindert.

Ist der Organismus mit tierischem Eiweiß belastet, so sollte man dieses auch in der Ernährung meiden. Sie spielt für Neurodermitiker wie für alle von Allergien betroffenen Menschen eine wesentliche Rolle in dem Prozeß der Immunstabilisierung.

Nahrungsmittel, die Neurodermitiker meiden sollten

- Zucker (Saccharose, Glukose, brauner Zucker, Milch-, Frucht- und Malzzucker);
statt dessen bei Verträglichkeit mit Honig, Birnen- und Apfeldicksaft, Ahornsirup, Apfel-Birnen-Kraut süßen. Plötzlicher Heißhunger auf Süßes kann besänftigt werden, wenn man mehrere Äpfel oder Mandeln ißt. Bei häufigen solcher Heißhungerattacken sollte man an möglichen Magnesiummangel denken.
- Weißmehl;
statt dessen Vollkornmehl etwa aus Dinkel, Roggen, Grünkern, Hafer, Hirse, Buchweizen; möglichst frisch in der eigenen Getreidemühle gemahlen, oder aus Naturkostladen oder Reformhaus
- Tierisches Eiweiß,
besonders Hühnereier, Kuhmilch und Milchprodukte, Schweinefleisch und Wurst, Meeresfrüchte, bestimmte Fischarten
- Hülsenfrüchte, Lauch
- Süßigkeiten aller Art, Schokolade, Speiseeis
- Erdbeeren, Kiwi, Zitrusfrüchte
- Farbstoffe- und Konservierungsstoffe (E-Nummern), Mayonnaise, Limonaden, Bier, Wein, Cola-Getränke, Fruchtsäfte mit Zusätzen; besonders Fertignahrung sollte man meiden
- Hasel-, Erd-, Para- und Walnüsse
- Unverträglichkeitsreaktionen können unter anderem durch Honig, Hefe, Kräutertees, Gewürze wie Muskat, Paprika, Lorbeer, Schnittlauch, Nelken, Pfeffer, Curry, Kümmel, Zimt und Vanille, durch Gemüse wie Zwiebeln, Sellerie, Tomaten, Knoblauch, Möhren und Bohnen sowie durch die Obstsorten Pfirsich, Aprikose, Zwetschge, Erdbeere, Banane und Kirsche ausgelöst werden.

Auf Süßigkeiten aller Art müssen Neurodermitiker unbedingt verzichten.

Gut vertragen werden meist folgende Lebensmittel

- Salate, Gemüse
- Vollkornreis (aus kontrolliert biologischem Anbau)
- ungeschwefeltes Trockenobst aus biologischem Anbau
- kaltgepreßte Öle wie Sonnenblumen-, Maiskeim-, Distelöl; ganz besonders hilfreich bei Neurodermitis sind Nachtkerzen- und Schwarzkümmelöl, Ghee (Butterschmalz), Rezept siehe Seite 125.
- Bei Eiunverträglichkeit ist ein gehäufter EL Sojamehl mit Wasser verrührt der Ersatz für ein Ei. Bei Kuhmilchunverträglichkeit kann man die Kuhmilch durch Ziegen-, Schaf-, Soja-, Getreide- und Mandelmilch oder ein Sahne-Wassergemisch (im Verhältnis 1 zu 4) ersetzen.
- stilles, natriumarmes Quellwasser (eventuell auch zum Kochen verwenden), Kräutertees, z. B. aus Himbeer- oder Brombeerblättern, naturbelassenen Apfel- oder Birnensaft mit Mineralwasser verdünnt.

Die Neurodermitis-Diät kann, besonders für Kinder, belastend sein, weil viele der beliebten Getränke und Nahrungsmittel verboten sind. Denken Sie nur einmal an den Stellenwert, den Cola-Getränke und Hamburger bei Kindern und Jugendlichen haben, für die diese Produkte nicht nur eine Frage des Geschmacks, sondern häufig auch des sozialen Rangs und der Gruppenzugehörigkeit sind.

Ein an Neurodermitis leidendes Kind sollte nicht zum Außenseiter gemacht werden.

In diesem Zusammenhang ist es ganz wichtig, daß das an Neurodermitis oder an einer anderen Allergie erkrankte Kind nicht durch Ausgrenzung vieler Speisen zum Außenseiter gemacht wird. Nicht alles, was lecker ist, sollte automatisch verboten sein. Sorgen Sie dafür, daß bestimmte Leckereien vorhanden sind. Und die Zubereitung der Mahlzeiten kann sich durchaus an populären Gerichten orientieren.

Leckeres für Allergiker und Neurodermitiker

Selbstgemachte Tomatensauce

(auch als Ketchup zu verwenden): 2 EL Butter erhitzen, 2 EL Vollkornmehl und 2 EL Tomatenmark hineinrühren. 1/2 l Gemüsebrühe langsam unter die Tomaten-Mehlschwitze rühren, je nach Geschmack etwas Birnendicksaft (süße Variante) oder gepreßten Knoblauch (pikante Variante) hinzufügen, etwas einkochen lassen und abschließend mit Kräutersalz und Sahne abschmecken.

Grundrezept für Pizza

In 500 g Weizen- oder Dinkelmehl eine Vertiefung machen und in die Mitte einen halben zerbröselten Hefewürfel und 1/4 l lauwarmes Wasser füllen, Hefe und Wasser verrühren, Vorteig 15 Minuten gehen lassen. Anschließend in das Mehl einrühren, 1 TL Meersalz und 6 EL kaltgepreßtes Sonnenblumenöl zugeben und so lange schlagen, bis der Teig Blasen wirft und sich vom Schüsselrand löst. Schüssel mit einem Handtuch bedecken und an einem warmen Platz gehen lassen. Wenn das Teigvolumen sich verdoppelt hat, nochmals durchkneten und auf einem gefetteten, bemehlten Backbleck ausrollen. Den Teig mit Tomatenscheiben, Mozzarella, frischem Basilikum oder Gemüse belegen und bei 200° C ca. 20 bis 30 Minuten backen.

Spaghetti Bolognese

1/4 l Gemüsebrühe warm über 100 g Sojahackflocken (Reformhaus) gießen; 250 g Vollkornspaghetti in kochendem Salzwasser „al dente" kochen, abgießen, ein Stück Butter unterrühren. Je zwei Zwiebeln und Knoblauchzehen hacken und zusammen mit je

Eine leckere Pizza für Neurodermitiker, die man leicht selbst machen kann.

49

einer fein geschnittenen Karotte und Petersilienwurzel in 2 EL Oli-venöl anbraten. Die gequollenen Sojahackflocken hinzufügen und beides leicht anbräunen. Tomatenmark, etwas Sahne, gemischte Kräuter wie Thymian, Majoran, Oregano und Basilikum hinzufügen und fünf Minuten bei kleiner Flamme ziehen lassen. Zum Schluß mit Meersalz und eventuell Petersilie abschmecken.

Fruchtiger süßer Brotaufstrich

250 g getrocknete, ungeschwefelte Pflaumen gerade mit Wasser bedecken und über Nacht einweichen. Zusammen mit der Flüssig-keit pürieren und mit Vanillepulver und Zimt abschmecken. In ein Schraubglas füllen und kühl aufbewahren. Statt der Pflaumen kann man auch eine andere getrocknete Obstsorte wählen.

Pikanter Brotaufstrich

200 g Tofu, 200 g Crème fraîche, 1 Knoblauchzehe, 1 Zwiebel, gemischte Kräuter (Petersilie, Dill, Schnittlauch, Estragon, Basili-kum, Majoran, Liebstöckel) miteinander mischen und pürieren. Eventuell mit etwas Meersalz abschmecken.

Bananeneis

Selbst Eis muß für den Neurodermitiker nicht tabu sein.

250 g Bananen pürieren, 1 Becher Naturjoghurt mit 1 TL Lecithin, je 2 Tropfen ätherisches Vanille- und Orangenöl, etwas Orangen-saft und 200 g geschlagene Sahne miteinander vermischen, abfüllen und ins Gefrierfach stellen.

Pizza und Spaghetti Bolognese sind Martins Lieblingsessen – darin unterscheidet er sich wohl kaum von anderen Kindern, und wie die-se kann er sie auch oft essen.

Allerdings ist bei dem etwas begrenzteren Speiseplan von Allergiekranken darauf zu achten, daß man zumindest die Grundnahrungsmittel Reis, Kartoffeln und Korn variiert, damit die Ernährung nicht einseitig wird.

Weitere Ursachen für Neurodermitis

Wie bereits erwähnt, kann Neurodermitis psychische Ursachen haben, weswegen autogenes Training, Meditation oder eine Psychotherapie angeraten werden. Letztere wird häufig von der Krankenkasse bezahlt. Erkundigen Sie sich nach den Möglichkeiten, die Ihnen oder Ihrem Kind zur Verfügung stehen.

Eine andere Ursache für umweltbedingte Krankheiten sind die Umweltgifte in unserer Wohnung – und damit kommen wir zu einem schier unendlichen Thema. Im folgenden wollen wir auf die häufigsten chemischen Gifte hinweisen und Möglichkeiten aufzeigen, wie man sie vermeiden kann.

Neurodermitis kann auch psychische Ursachen haben.

Vermeidung chemischer Umweltgifte in der Wohnung

In welch engem Zusammenhang die uns umgebenden Materialien und unsere Gesundheit stehen, zeigte Martins Reaktion auf neue Kinderzimmermöbel. Zum Schulbeginn hatte er einen Schreibtisch und einen Kleiderschrank erhalten. Bereits nach der ersten Nacht mit diesen Möbeln war er krank: Er hatte Fieber, Halsschmerzen, die Schleimhäute waren geschwollen, und ihm war übel. Seine Haut juckte entsetzlich. Da es in dem Zimmer immer noch nach den neuen Möbeln roch, schlief er in der Nacht darauf im elterlichen Schlafzimmer. Am folgenden Morgen ging es ihm viel besser.

Formaldehyd – ein tückisches Gift

Formaldehyd ist in vielen Gegenständen und sogar in Nahrungsmitteln enthalten.

Der Grund war Formaldehyd, das aus den neuen Möbel ausgaste: aus Spanplatten, dem Lack und dem verwendeten Leim. Glücklicherweise hatte Martin damals so heftig und eindeutig darauf reagiert! Doch Formaldehyd ist als universell anwendbare und zudem preisgünstige Chemikalie in vielen Gegenständen, ja in Spuren sogar in Nahrungsmitteln enthalten. Häufig sind die körperlichen Beschwerden, die es auslöst, nicht erklärbar; auch kennen die wenigsten die breite Anwendung von Formaldehyd. Zudem entstehen dessen Gase auch beim Rauchen sowie beim Kochen oder Heizen mit Gas oder festen Brennstoffen wie beispielsweise Holz.

Die körperlichen Schädigungen reichen von Kopfschmerzen, Reizungen der Augen, Atemwege und Lunge über Konzentrationsstörungen, Allergien, Depression, Versagen innerer Organe bis hin zu genetischen Veränderungen. Und Formaldehyd gehört zu den vermutlich krebserzeugenden Stoffen.

Übersicht über die häufigsten Schadstoffe[7]			
Substanz	Beschreibung	Vorkommen	Körperliche Symptome
Formaldehyd	HCHO: farbloses, stechend riechendes, giftiges Gas; Verdacht, Krebs zu erzeugen	Sperrholz, Preßspanplatten, Bodenbeläge, Wärmedämmplatten, Parkettböden; Dünge-, Klebe-, Desinfektions-, Reinigungs-, Konservierungsmittel	Allergien, Schleimhautreizungen, Kopfschmerzen, häufige Erkältungen, Depressionen, Erschöpfungszustände, Schlafstörungen Pseudokrupp, Pseudo-Asthma Krebs (?)
Holzschutzmittel (Pestizide)	Lindan (HCH) (Insektizid), PCP (Pentachlorphenol– Fungizid) (beide mittlerweile verboten), Endosulfan (dioxonhaltig) u.a. Pyrethroide	Insektenvernichtungsmittel Holzanstrich, Lederimprägnierung	Krämpfe, Nervenstörungen, Gastritis, Störungen der Nieren- und Leberfunktion, Antriebsschwäche, Mattigkeit, Knochenmarksschädigung (Lindan)

Formaldehyd löst eine Vielzahl von Beschwerden aus.

Substanz	Beschreibung	Vorkommen	Körperliche Symptome
Asbest	Krebserzeugender, nicht sichtbarer Feinstaub, der in die Lungen dringt	Spritzasbest (seit 1979 verboten), ehemals: Bremsbeläge Wärmeisolation, Eternitplatten (bis 1991 erlaubt)	Lungenstörungen Lungenkrebs
Lösemittel	Benzol, Toluol, Xylole, Per, Tri, Alkane, Alkohole u.a. Verdacht, Krebs zu erzeugen	Reinigungsmittel, Farben, Lacke, Abbeizmittel, Farbstifte, Kleber, Anstriche	Schleimhautreizungen, Schwindelgefühle, Alkoholunverträglichkeit, Sprech- und Sehstörungen
Isocyanate	TDI, MDI, HDI, allergieauslösend	Kunststoffe, DD-Lacke, Bodenversiegelung, Spanplatten	Haut- und Schleimhautreizungen
Ozon	dreiatomiger Sauerstoff O_3; Zellgift, zerstört Zellmembranen	Sommersmog, Laserdrucker, Oxidationsmittel, Fotokopierer	Augen- und Atemwegsreizungen, Schädigung der Lungenfunktion

Der Sommersmog gerät immer häufiger in die Schlagzeilen.

Die Innenraumluft ist durch unterschiedliche Schadstoffe belastet, wobei man zwischen zwei Produktgruppen unterscheiden kann:

1. Baumaterialien wie Holz und Spanplatten, Dämmaterialien, Bodenbeläge, Ziegel, Zement, Kalk, Metall, Kunststoffe, Glas
2. im Haushalt verwendete Produkte wie Reinigungsmittel, Pestizide, technische Geräte, Textilien, Möbel usw.

Toxische Baumaterialien und Alternativen

Die Baustoffe sind eine wesentliche Quelle der schädigenden Ausdünstung. Asbest- und mineralfaserhaltige Isoliermaterialien führen ebenso zu Gesundheitsschäden wie Formaldehyd, das in sogenannten Ortsschäumen enthalten ist. Polychlorierte Biphenyle (PCB), Bestandteile von Fenster- und Fugendichtungsmassen, die sich auch in älteren Leuchtstofflampen befinden, sind ebenfalls hoch toxisch. Allein im architektonischen Bereich geht das Gesundheitsrisiko von schätzungsweise 40 000 bis 50 000 (!) chemischen Stoffen aus, deren Reaktionen miteinander häufig noch gar nicht erfaßt worden sind. Deshalb sind Toxikologen auch der Meinung, daß man die Art und das Ausmaß der Innenraumbelastung nicht kennt.[8]

Übrigens werden einige der als hochgiftig identifizierten Chemikalien mittlerweile durch andere ersetzt – die aber sind entweder gleichfalls giftig oder noch nicht ausreichend erforscht. Beispielsweise ist der Ersatzstoff für Formaldehyd die extrem giftige Tributylzinn-Verbindung TBTO – und doch kommt diese z. B. in Farben vor, die den „Blauen Engel" tragen.[9]

Art und Ausmaß der Innenraumbelastung durch chemische Stoffe sind noch weitgehend unerforscht.

Was tun, wenn man einen Verdacht hat?

Da Wohnraumuntersuchungen in der Regel aufwendig und kostspielig sind, sollte man zunächst einige Maßnahmen ergreifen, die andere Krankheits- oder Beschwerdeursachen ausschließen.

Nach der ärztlichen Untersuchung, bei der Allergien ausgeschlossen werden, kann man testen, ob der Verdacht auf Wohnraumbelastung berechtigt ist, indem man möglichst vier Wochen lang die normale Wohnumgebung meidet, entweder durch Urlaub oder durch vorübergehendes Wohnen bei Verwandten oder Freunden. Wenn nach der anschließenden Rückkehr in die eigene Wohnung eine deutliche Verschlechterung des Zustands zu beobachten ist, werden Blut- und Gewebeproben entnommen und untersucht. Gleichzeitig kann der Hausarzt das Gesundheitsamt über den Verdacht informieren und weitere Untersuchungen vor Ort beantragen.

Indizien, die für eine Wohnraumbelastung durch Toxine sprechen

- Die Beschwerden treten nur in den Wohnräumen auf.
- Mitbewohner haben dort ähnliche Beschwerden.
- Das Haus ist in einem schlechten baulichen Zustand (feucht, schimmelig, zugig).
- Innendämmung und -wände lassen giftige Lösungs-, Holzschutz- oder andere Mittel vermuten.
- Alter und Material der Möbel lassen gleiche Vermutungen zu.
- Zum Wohnumfeld gehören in einer Entfernung von weniger als 500 Metern stark befahrene Straßen, Industrie, Deponie, Müllverbrennung, eine chemische Reinigung, ein Kernkraftwerk, ein Flughafen o. ä.

Eine Holzschutzmittelintoxikation dauert sehr viel länger (Monate bis Jahre) als eine Infektionskrankheit, vor allem weil ihre Symptomatik schwer zu erfassen ist.

Entgiftung bei Schadstoffbelastung

Wenn sich tatsächlich giftige Schadstoffe nachweisen lassen, etwa durch eine Blutuntersuchung oder mittels der Elektroakupunktur nach Voll (diese Untersuchung wird allerdings von den Krankenkassen nicht bezahlt), kann man die Toxine durch Nosoden ausleiten. Diese naturheilkundliche Therapie ähnelt der Impfung:

Während bei der Impfung vorbeugend Krankheitserreger zugeführt werden, um den Körper gegen diese zu mobilisieren, wird bei der Nosodentherapie die „Impfung" durchgeführt, nachdem die Krankheitserreger beziehungsweise Schadstoffe bereits in den Körper gelangt sind. Diese lagern irgendwo als unbemerkte, aber keineswegs ungefährliche Restgifte. Die Nosode, die in winziger Menge die Information der gleichen Gifte enthält, regt den Körper zur Bildung von Abwehrstoffen an, wodurch die Schadstoffe endgültig aus dem Körper entfernt werden. Eine auf diesem Weg erzielte Entgiftung führt auch zur Ausheilung von Folgekrankheiten.

Wie können wir vorbeugen?

Am besten lebt man in einer Wohnung, die nach baubiologischen Kriterien eingerichtet beziehungsweise renoviert wurde:

- Naturfarben, bestehend aus Leinöl, Pflanzenharzen, Naturlatex, Bienenwachs, tierischen Schellacken, Citrusschalenöl, Lösemitteln für Allergiker (Isoaliphate), Erd- und Pflanzenpigmenten u.a., sind nicht nur ungefährlich, sondern kräftigen sogar unser Immunsystem.
- Dielen-, Kork-, Linoleum und unlasierte Keramikböden sind Teppichböden und PVC vorzuziehen.
- Möbel aus natürlichem, heimischem Vollholz (aus Umweltschutzgründen keine Tropenhölzer) sind Preßspanmöbeln vorzuziehen. Als ideal fürs Schlafzimmer gilt Buchenholz.
- Gardinenstoffe sollten natürlich (nicht synthetisch) sein und vor dem Anbringen gewaschen werden, damit Imprägnierungen und Mottenschutzmittel aus ihnen entfernt werden.
- Als Dämmstoffe sind natürliche und naturbelassene wie Schafwolle, Kokoswolle, Kork, Holzweichfaserplatten und Zellulose-

Natürliche Baustoffe, Materialien und Möbel helfen, Umweltgiften vorzubeugen.

dämmstoffe empfehlenswert. Hingegen sind Mineralfaserdämmstoffe (Glaswolle) wegen ihrer möglicherweise krebserregenden Mikrofasern sowie der zugesetzten formaldehydhaltigen Bindemittel zu vermeiden.

Erste Hilfe: Lüften!

Durch gründliches Lüften kann man einen Großteil der Schadstoffe aus dem Innenraum entfernen. Als optimal hinsichtlich der Luftfeuchtigkeit und der Schadstoffbeseitigung gilt ein 0,5-facher Luftwechsel pro Stunde. Das bedeutet, daß innerhalb einer Stunde die Hälfte der Raumluft durch Lüftung ausgetauscht wird. Verfügt man über dicht schließende Fenster, so ist alle zwei Stunden eine kurze und kräftige Lüftung erforderlich. Schließen Sie die Fenster erst wieder, wenn Sie den Eindruck haben, daß die Raumluft wirklich frisch und ausgetauscht ist. Zwei- bis dreimaliges Lüften am Tag reicht also bei dichten Fenstern nicht aus. Anders bei undichten Fenstern: Hier liegt ohnehin ein hoher Luftwechsel vor, so daß es nicht nötig ist, mehr als zweimal täglich zusätzlich zu lüften.

Bei dichten Fenstern sollte man alle zwei Stunden kurz und kräftig lüften.

Effektiv kann man nur bei mindestens zwei gleichzeitig weit geöffneten Fenstern lüften, d.h. der sogenannte „Durchzug", vor dem normalerweise gewarnt wird, weil man sich leicht erkälten kann, sollte in diesem Fall gezielt kurzfristig hergestellt werden. Man kann ja währenddessen das Zimmer verlassen. Beim Kipplüften findet jedenfalls nicht genügend Luftaustausch statt.

Gute klimatische Bedingungen in Wohnräumen

- Temperatur tagsüber um 20° C, nachts um 12° C
- relative Luftfeuchtigkeit zwischen 45 und 65 Prozent (kann mit einem Hygrometer gemessen werden)
- regelmäßiger Luftaustausch zur Verminderung der Schadstoffbelastung

---

**Tabakrauch in Wohnräumen vervielfacht die
Toxizität der Schadstoffemission**

Daß Tabakrauch in Wohnräumen nicht nur die Tapeten vorzeitig mit einem häßlichen Film überzieht, sondern auch die Bewohner gesundheitlich belastet, ist allseits bekannt. Nachgewiesenermaßen häufen sich Allergien und asthmatische Symptome bei Kindern, die zu Hause Zigarettenrauch ausgesetzt sind. Auch ist Passivrauchen im Kleinkindesalter ein wesentlicher Risikofaktor für chronische Erkrankungen an Bronchien und der Lunge im Jugendalter. Um ein solches Risiko auszuschließen, sollte man vereinbaren, daß nur auf dem Balkon oder maximal in einem bestimmten Zimmer vor offenem Fenster geraucht wird. Auf die Häufigkeit von Renovierungen wirkt sich eine solche Regelung auch noch positiv aus.

Giftlose Haushaltsführung

Der Laie kann häufig nicht erkennen, wie giftig die aufgeführten Chemikalien sind, die zu den Bestandteilen moderner Reinigungsmittel gehören. Aber die Warnzeichen auf einer großen Anzahl von Flaschen sprechen ihre eigene Sprache. Reizende, ätzende, giftige, brandfördernde und explosive Produkte sind durch die vorgeschriebenen Kennzeichnungen erkennbar.

Allzweck- statt Spezialreiniger

Zudem ist die kaum noch überschaubare Menge an Spezialreinigern völlig unnötig und dient nur dazu, dem Kunden Geld aus der Tasche zu ziehen. Schlimmer aber noch tragen sie zu unserer alltäglichen (Selbst-)Vergiftung bei.

Eigentlich reicht es vollkommen, wenn wir uns an die Haushaltsführung unserer Großmütter erinnern und auf einige wenige Mittel – Allzweckreiniger – beschränken. Die herkömmlichen Allzweck-

Die vielen Spezialreiniger sind absolut unnötig.

reiniger enthalten viele Tenside, die weder für die Gesundheit des Menschen noch für die der Wassertiere und -organismen gut sind. Daher sollte man Tenside möglichst meiden. Allzweckreiniger mit Seife sowie Schmier- und Flüssigseifen reinigen ungefähr gleich gut. Sogenannte Neutralreiniger sind vielfältig einsetzbar und auch als Geschirrspüler geeignet.

Im Haushalt kann man auf verträglliche Putzmittel zurückgreifen.

Verträgliche Wasch- und Putzmittel

Abfluß, verstopft: Durch Einsetzen von Abflußsieben vorbeugen; regelmäßig sehr heißes Wasser hineingießen; keine fetthaltigen Flüssigkeiten hineingießen; Saugglocke, Spirale oder Abflußreinigerpumpe benutzen; evtl. aufschrauben und Schmutz entfernen (Eimer darunter stellen).

Backofen: Vermeiden Sie giftige Sprays. Statt dessen Backofen reinigen, wenn er noch warm ist: mit Zeitungspapier, Bürste, evtl. Schmierseifenlösung einwirken lassen, bevor man Angebackenes beseitigt.

Böden: Klares warmes Wasser mit einem Spritzer neutralem Allzweckreiniger oder Spülmittel für Kunststoff, Ton, Stein und versiegeltes Holz; unversiegelte Holzböden lassen sich auch mit Ölen oder Bienenwachs pflegen.

Bügeln: Verzichten Sie auf die Spray-Bügelhilfen. Wäsche vor dem Bügeln leicht anfeuchten oder Dampfbügeleisen benutzen; Bügeleisenfläche reinigen, indem man sie eine Nacht auf einem in Essig getränkten Tuch stehen läßt, dann abreiben.

Entkalken: Zitronensäure als weißes Pulver in Apotheken und Drogerien erhältlich; 1 EL pro 1/2 l.

Fenster: Warmes Wasser mit einem Spritzer Spülmittel und Essig. Mit Schwamm säubern, anschließend Wasser mit Abzieher nach unten ziehen; mit Fensterleder oder Zeitungspapier nachtrocknen. Nicht bei direkter Sonneneinstrahlung putzen.

Fleckentfernung: *Blut*: möglichst sofort mit kaltem Wasser ausspülen; nicht heißer als 50°C waschen wegen Gerinnung des Bluteiweißanteils.

Tee und Kaffee: lassen sich gut mit Wasser entfernen, wenn die Flecken frisch sind. Ansonsten bei 95°C waschen, falls die Textilien dies erlauben.

Wachs, weiß: von Baumwolle oder Leinen zwischen zwei Löschblättern durch Bügeln entfernen.

Wachs, farbig: Paste aus Fleckensalz und Wasser auf die betroffenen Flecken geben.

Rotwein: reichlich Salz oder Zitronensaft auf den frischen Fleck, dann verschwindet er bei der nächsten Wäsche.

Kaugummireste: Textilie ins Tiefkühlfach legen, anschließend kann man die Reste abschaben.

Holzmöbel: Staubwischen, evtl. mit leicht angefeuchtetem Tuch. Unbehandeltes Holz gelegentlich mit natürlichen Ölen (Leinölfirnis), Naturharzölen oder Wachs behandeln.

Kacheln: Seifenhaltiger Allzweckreiniger, mit Wasser nachspülen, trocknen; evtl. anschließend mit Essig- oder Zitronensäure gegen Kalk vorgehen (1 bis 2 TL auf 1/2 l Wasser).

Schuhpflege: Vermeiden Sie Sprays, die sich – zumal in geschlossenen Räumen, gesundheitsschädigend auswirken können. Glattleder mit natürlichen Pflegemitteln auf der Basis von Bienenwachs, Lanolin oder Sojaöl behandeln, Wildleder mit Spezialgummi oder ganz feinem Sandpapier behandeln. Nasse Schuhe mit Zeitungspapier ausstopfen, nicht in der Nähe von Heizungen trocknen lassen. Nässeränder mit Essig oder Milch beseitigen.

Die meisten Schuhpflegesprays sind gesundheitsschädlich.

Teppiche: Regelmäßig saugen, dabei Fenster weit öffnen; frische Flecken mit einem Teppichreststück mit Gallseife oder Spülmittel abreiben; losen Teppich klopfen; keinesfalls mit Spray reinigen.

Waschen: Waschmaschine voll machen; Spartaste benutzen; Feinwaschmittel benutzen; Waschmittel geringer dosieren als angegeben; Flecken vor dem Waschen mit Gallseife einreiben; stark verschmutzte Wäsche einweichen lassen, indem man die Waschmaschine zwischendurch ausstellt; auf Vorwäsche und Feinspüler verzichten.

WC: neutraler Allzweckreiniger; gegen Kalk und Urinstein über Nacht Essig wirken lassen (nicht mit Wasser benetzte Stellen mit essiggetränktem Klopapier abdecken); keine Abfälle (Binden, Tampons, Essensreste, Zigarettenkippen, Katzenstreu!) in die Toilette.

Der Weichspüler ist eine Erfindung der Werbeindustrie.

Weichspülen: Ist eine Erfindung der Werbung. Weich wird die Wäsche, wenn man sie auf der Leine im Wind trocknen läßt. Steife Handtücher kann man kräftig ausschlagen oder rubbeln, dann werden sie weicher, zudem massieren und peelen sie die Haut besser. Für angenehmen Wäscheduft geben Sie einige Tropfen ätherisches Lavendelöl in den Spülgang.

Maßnahmen in der Küche

Aufbewahrung der Lebensmittel: Mehl u. ä. in verschließbaren Glas- oder Porzellanbehältern aufbewahren; Gefrierbeutel und Dosen aus Polyethylen oder Polypropylen unbedenklich, aber Behälter aus Polystyrol meiden. Doseninhalt sofort nach Öffnung umfüllen.

Geschirr: Benutzen Sie weißes Porzellan oder Steingut; vermeiden Sie Kupfer und Zinn (sie sondern Kupfersalze und Blei ab) sowie Keramik und oberflächlich verziertes Porzellan (können Cadmium und Blei absondern). Meiden Sie Bleikristallgläser und -karaffen, ebenso Plastikgeschirr.

Gerüche: Vermeiden Sie Raumsprays, sie verschlechtern die Raumluft. Lüften Sie, üble Gerüche kann man mit einer Schale Essigwasser binden; ätherische Öle verdunsten lassen; evtl. auch eine Messerspitze Kaffee auf den noch warmen Herd geben.

Töpfe: sollten aus Edelstahl oder feuerfestem Glas sein; Pfannen und Backformen möglichst unbeschichtet; Römertopf oder Auflaufformen aus gehärtetem Porzellan sind ungefährlich; keineswegs sollten Töpfe aus Aluminium oder Kupfer benutzt werden.

Schädlingsbekämpfung

Die industriell angebotenen Insektizide in Form von Sprays, Streifen, Kugeln, Pulver oder Elektroverdampfern enthalten in der Regel giftige Inhaltsstoffe wie Lindan, Dichlorvos (DDVP), nervengiftige Pyrethroide und andere, noch nicht völlig bekannte Wirkstoffe. Wirksame Insektenvertilgungsmittel töten nicht nur die Schädlinge, sondern vergiften auch nützliche Insekten wie Bienen und Marienkäfer. Zudem greifen sie unsere Haustiere an, insbesondere Fische, Pflanzen – und uns Menschen. Diese Mittel sollten wir also tunlichst nicht einsetzen, sondern auf das zurückgreifen, was die Natur selbst uns anbietet.

Insektizide vergiften auch nützliche Insekten wie Bienen und Marienkäfer.

Ameisen brauchen ihre Duftspuren und mögen daher keine Tomatenblätter, Backpulver und die Blüten oder das Öl von Lavendel. Beseitigen kann man sie durch Putzen. Übrigens: Ameisen lieben Wasseradern. Dieses Phänomen hilft uns gegebenenfalls beim Aufspüren solcher Störzonen.

Fliegen Stellen Sie Töpfe mit Tomaten auf die Fensterbank, ebenso Duftpelargonien und Zitronenmelisse. Eine Schale mit ätherischem Lavendel-, Teebaum- oder Lorbeeröl hilft ebenfalls. Versuchen können Sie es auch mit Essigwasser in einer Schale. In sehr fliegenreichen Gegenden sollte man Fliegengitter vor die Fenster spannen.

Motten sollten nicht auf unsere Nachsicht stoßen, denn häufig ziehen Sie Milben- und Pilzbefall nach sich. Sie lagern Lebensmittel am besten in verschließbaren Gläsern und

Dosen und reinigen die Schränke regelmäßig mit Spülmittel und Essig (anschließend müssen Sie sie natürlich gründlich trocknen). Aus dem Kleiderschrank hält man sie mit stark riechenden Seifen, Sandelholz, Lavendelkissen oder Zedernholzstückchen fern.

Mücken mögen kein Tomatengrün, ätherisches Teebaum-, Lavendel- und Eukalyptusöl, Zwiebelschalen und Essig. In extrem stechmückenreichen Gegenden hilft am besten ein Moskitonetz vor dem Fenster oder über dem Bett.

Schaben sind schwer zu bekämpfen, da die versteckt abgelegten Eier über sehr lange Zeiträume überleben können und bestimmte, feucht-warme Bedingungen das Ausschlüpfen anregen. Im Extremfall kommt man um den Einsatz eines professionellen Schädlingsbekämpfers, der Mitglied im Verband Deutscher Schädlingsbekämpfer sein sollte, nicht herum (Lebensmittel vorher wegwerfen, nach der Behandlung alle Flächen abwaschen, Raum eine Zeitlang nicht benutzen, gründlich lüften. Befragen Sie den Fachmann).

Silberfischchen verhindert man durch trockene Räume, abgedichtete Ritzen und Fugen in Fußböden sowie zugestöpselte Abflüsse.

Spinnen sind nützliche Tiere, mit denen Sie entweder friedlich beisammen leben oder die Sie zumindest lebend ins Freie befördern sollten. Sie halten Ihnen Schädlinge fern.

Keine Angst vor Spinnen! Diese nützlichen Tiere halten Schädlinge fern.

Entgiftung des Raumklimas mit Hilfe von Pflanzen

Ein einfaches Hausmittel zur Verbesserung des Raumklimas sind Pflanzen. Intuitiv stellen wir in unseren Wohnräumen grüne Pflanzen auf, deren Anblick uns beruhigt – und die über die erstaunliche Gabe verfügen, schlechte Luft in gute umzuwandeln.[10]

64

Der NASA-Wissenschaftler Dr. Bill Wolverton fand in langjähriger Forschung heraus, daß manche Zimmerpflanzen Umweltgifte wie Trichlorethylen, Benzol, Xylene und Gifte aus Lösungsmitteln, Klebern sowie Möbelpolituren aus der Luft herausfiltern und zerstören. Es lohnt sich also, beim Kauf von Pflanzen ein wenig auf ihren praktischen Nutzen zu achten! Im folgenden Kasten finden Sie Einkaufstips nach Giften geordnet.

Viele Zimmerpflanzen filtern Umweltgifte aus der Luft.

Pflanzen, die Formaldehyd abbauen[11]

- Echte Aloe (Aloe barbadensis)
- Grünlilie (Chlorophytum elatum)
- Baumfreund (Philodendron selloum)
- Drachenbaum (Dracaena fragrans und Dracaena deremensis ‚Warneckii')
- Efeutute (Epipremnum aureus)
- Purpurtute (Syngonium podophyllum)
- Chrysantheme (Chrysanthemum morifolium)
- Gerbera (Gerbera jamesonii)

Pflanzen, die Benzol abbauen

- Efeu (Hedera helix)
- Einblatt (Spatiphyllum)
- Drachenbaum (Dracaena marginata, deremensis ‚Janet Craig' und ‚Warneckii')
- Efeutute (Epipremnum aureus)
- Bogenhanf (Sansevieria trifasciata)
- Kolbenfaden (Aglaonema modestum)

Pflanzen, die Trichloräthylen abbauen

- Einblatt (Spatiphyllum)
- Drachenbaum (Dracaena deremensis 'Warneckii', 'Janet Craig' und marginata)
- Bogenhanf (Sansevieria trifasciata)
- Efeu (Hedera helix)

Pflanzen, die Kohlendioxyd abbauen:

- Grünlilie (Chlorophytum elatum)
- Efeutute (Epipremnum aureus)

In einem 20 qm großen Raum sorgen vier bis fünf Pflanzen für ein gesundes Raumklima. Pflanzen haben zudem einen weiteren Vorteil: Sie erhöhen die Luftfeuchtigkeit, was besonders im Winter für eine wohltuende Atmosphäre sorgt. In eher feuchten Räumen geboten sollten nicht noch zusätzlich Pflanzen aufgestellt werden.

Gesunde Kosmetik

Oft ist die teure Kosmetik ihr Geld nicht wert, da sie Schadstoffe enthalten kann.

Kennen Sie sich aus in dem riesigen, heiß umkämpften Markt der Schönheit und Wohlgerüche? Wissen Sie, ob die 60 DM, die ein Tiegel Hautcreme leicht kosten kann, soviel Geld auch wert ist? Oder haben Sie wenigstens die Sicherheit, daß Ihre Kosmetika frei von schädlichen Zutaten und nicht das Ergebnis von grausamen und überflüssigen Tierversuchen sind?

Wenn Sie diese Fragen verneinen müssen, sollten Sie keine solchen Produkte mehr kaufen. Ohnehin liefert uns die Natur genügend Stoffe, mit denen wir uns gesünder und schöner pflegen können – vorausgesetzt, diese entstammen kontrolliert biologischem Anbau (kbA) oder weisen auf andere Art höchsten Qualitätsstandard nach und sind entsprechend gekennzeichnet.[12]

Haut

Für die Hautreinigung reicht wenig pH-neutrales Duschgel. Wenn Sie häufig duschen (ist für die Haut schonender als baden), brauchen Sie oft gar kein Reinigungsmittel: Wasser allein reicht schon. Reinigen Sie Ihr Gesicht mit einem in Rosen-, Orangen-, Kamillen- oder Hamameliswasser getränkten Wattepad (Apotheke). Erkundigen Sie sich, für welchen Hauttyp welches Destillat am ehesten geeignet ist.

Kaltgepreßte Öle wie z. B. Jojoba-, Mandel-, Nachtkerzen- und Weizenkeimöl sind die Grundlage für pflegende Hautcremes, -öle, und -masken. Mit folgenden Grundzutaten können Sie sich z. B. selbst eine Gesichtscreme zubereiten, die kühl aufbewahrt und nicht länger als zwei Wochen benutzt werden sollte:

Gesichtscreme kann man leicht auf natürliche Art selbst herstellen.

Grundrezept für normale Haut

(Zutaten z. B. in der Apotheke erhältlich)
- 30 g kaltgepreßtes Öl (Jojoba-, Mandel-, Nachtkerzenöl)
- 15 bis 20 ml destilliertes Wasser, Aquarôme oder 20 g Aloe-Vera-Gel (100%)
- 1 bis 5 Tropfen ätherisches Öl nach Belieben oder 8 g Kakaobutter
- 10 g Lanolin
- 10 ml Weizenkeimöl
- 10 ml Mandelöl
- 8 ml Aloe-Vera-Öl
- 5 ml Jojobaöl
- 40 bis 50 ml Orangenblüten- oder Rosenwasser
- 4 Tropfen ätherisches Öl nach Belieben

> Herstellung:
> Im Wasserbad werden Kakaobutter oder Lanolin- anhydrid geschmolzen. Sobald man eine klare Fettphase erhalten hat, rührt man nach und nach erst das Öl, dann das erwärmte Aquarôme oder Aloe Vera solange hinein, bis die Mischung abgekühlt ist. Zum Schluß fügt man einige Tropfen ätherischen Öls hinein. Die Creme wird gerührt, bis sie erkaltet ist, und in Töpfchen abgefüllt. Es versteht sich von selbst, daß man zur Herstellung einer Hautcreme hygienisch einwandfreie Utensilien benutzt.

Hautöle

Nach dem Baden oder Duschen reibt man die Haut mit einem pflanzlichen Öl ein, dem man je nach Vorlieben und Hauttyp einige Tropfen eines ätherischen Öles zugibt.

Als Grundlage für Massageöle eignen sich auch Johanniskraut- und Calendulaöl.

Natürliches Sonnenöl

Als Sonnenöl nimmt man Jojobaöl, das den natürlichen Lichtschutzfaktor 4 enthält. Setzen Sie Ihre Haut nicht lange direkt der Sonne aus, und ölen Sie sich regelmäßig neu ein.

Die meisten Haarpflegemittel trocknen das Haar aus – und schaden der Umwelt.

Milde Haarpflege

Die meisten Shampoos enthalten zu viele schäumende Tenside, die der Umwelt nicht guttun und langfristig Kopfhaut und Haare austrocknen. Auf sie sollte man also ebenso verzichten wie auf chemisch hergestellte Dauerwellen sowie Bleich- und Färbprozesse. Greifen Sie bei der Haarpflege auf Naturprodukte wie Eigelb, Essig, Bier, Rum, Zitrone, Blütenwasser und Kräuter zurück.

Naturshampoos

Bereiten Sie sich Ihr Shampoo aus geschlagenem Eigelb, dem Sie einige Tropfen Öl sowie ätherische Öle hinzufügen. Auch Bier oder Rum sind bewährte Haarpflegemittel. Und keine Angst: Man riecht überhaupt nichts, wenn die Haare einmal getrocknet sind.

Bei schuppigem Haar empfiehlt sich u. a. die Zugabe von Teebaum-, Lavendel- oder Melissenöl. Gesplißte Haare werden häufig glatt, wenn man die Spitzen mit dem ätherischen Öl von Ylang-Ylang einreibt.

Für fettiges Haar sind z. B. die ätherischen Öle von Bergamotte oder Salbei sinnvoll, während bei trockenem Haar eher der Zusatz von Geranium- oder Rosenholzöl geeignet ist.

Natürliche Haartönung

Naturtönungen erreichen Sie bei blonden Haaren mit Kamillenblüten und Zitrone, bei dunklem Haar mit Walnußschalen, Rosmarinblättern und -blüten oder schwarzem Tee. Henna ist ebenfalls ein pflanzliches Haarfärbemittel für dunkle und rötliche Tönungen, allerdings sollte man darauf achten, daß man es aus kontrolliert biologischem Anbau erhält, da es mit Pestiziden belastet sein kann.

Natürliche Haartönungen schonen Haar und Umwelt.

Die Gier nach Süßem

Wem ist er nicht vertraut, dieser plötzliche Heißhunger auf Schokolade? Wenn er gelegentlich auftritt, spiegelt er das Bedürfnis des Körpers nach Entspannung wider. Für Zufriedenheit und gute Laune nämlich ist der Botenstoff Serotonin zuständig. Manche süßen Nahrungsmittel, wie z. B. Banane, enthalten die Aminosäure Tryptophan, die im Körper zu Serotonin umgewandelt wird. Gegen eine seltene Nascherei, auch mal eine Praline oder einen Riegel Schokolade, ist daher nichts einzuwenden.

Regelmäßiger Zuckerkonsum kann sogar zur körperlichen Sucht werden.

Anders verhält es sich allerdings im Fall von regelmäßigem Zuckerkonsum. Dieser ist nicht nur in vielerlei Hinsicht gesundheitsschädlich, sondern kann zu einer regelrechten körperlichen Sucht werden. Die sechzehnjährige Michaela Brinkmann ist dafür ein klassisches Beispiel.

Sie war am Anfang der Therapie in doppelter Hinsicht ein „dicker Brocken": Lange verweigerte sie eine Behandlung, da sie sich weder krank noch „bekloppt" fühlte. Erst die beobachtbaren Behandlungserfolge der Mutter, besonders deren Gewichtsabnahme, aber auch die Aussicht auf Milderung der Akne, die angesichts der allmählichen Hautberuhigung bei ihrem Bruder zu erwarten war, halfen dabei, Michaelas Widerstände zu überwinden.

Anamnese bei Michaela Brinkmann

Bei der Anamnese stellte sich folgendes heraus: Michaela litt als Kind unter Bronchitiden und später – seit einem Italienurlaub – unter Asthmaanfällen, die mit Kortisonspritzen und -sprays behandelt wurden.

In der Kindheit war Michaela von einer Wespe in den Fuß gestochen worden. Dieser war extrem angeschwollen, und es hatte

Monate bis zu seiner Heilung gedauert. Die Mutter hatte während der Schwangerschaft zur Vermeidung einer Frühgeburt ein wehenhemmendes Mittel erhalten, was offenbar die Grundlage für eine außergewöhnlich sensible Reaktion gegenüber Fremdeiweiß geschaffen hatte.

Zu Beginn der Pubertät häuften sich die Erstickungsanfälle ohne ersichtlichen Grund. Zusätzlich überzogen Aknepickel Gesicht und Rücken. Nach Käsegenuß verschlimmerte sich Michaelas Zustand, was zumal nach der Vorgeschichte mit dem Wespenstich und dem Wehenmittel auf eine allergische Reaktion gegenüber tierischem Eiweiß schließen ließ.

Frühkindliche Bronchitis aufgrund von Wohngiften

Die Anamnese förderte überdies zutage, daß die frühkindliche Bronchitis auf eine Belastung mit Formaldehyd und Pentachlorphenol (PCP) zurückzuführen war. Zunächst erhielt Michaela gegen diese Umweltgifte in homöopathischer Form eine Nosode in der Potenzierung D 30, die sie dreieinhalb Wochen einnahm. Es trat ein Reinigungshusten auf, der nach einem guten Monat abgeklungen war. Anschließend wurde mittels Nosode Kortison langsam ausgeleitet und ein homöopathisches Mittel gegen den einstmaligen Wespenstich kurmäßig eingenommen. Nach weiteren zwei Monaten klangen die Erstickungsanfälle ab, von einer einmaligen Verschlimmerung abgesehen, die sich bemerkbar machte, nachdem Michaela einen überbackenen Camembert mit Heißhunger selbst zubereitet und verzehrt hatte. Ursache war also eindeutig das artfremde Eiweiß.

Die homöopathische Behandlung der Bronchitis führt zu einem Reinigungshusten, der wieder abklingt.

Zur Unterstützung ihrer Entgiftungsorgane erhielt sie die biochemischen Mineralsalze Kalium sulf. D 6 und Kalium chloratum D 6, von denen sie täglich morgens und abends je drei Tabletten lutschte. Ein erster wesentlicher Schritt zur Befreiung ihres Körpers von belastenden Schadstoffen war also getan – mit deutlich sichtbarem

71

Erfolg: Die Erstickungsanfälle blieben weg. Und doch gab es für das Mädchen weiterhin ein großes Problem: die Sucht nach Süßigkeiten, die auch ihre Akne leider nicht zur Ruhe kommen ließ.

Was hat es mit der Zuckersucht auf sich? Um zu verstehen, warum es so schwierig ist, mit dem Konsum von Süßigkeiten aufzuhören, sollte man einmal einen Blick auf die Wirkweise von Zucker werfen.

Suchtmittel Zucker

Unser Organismus bezieht Energie aus Glucose (Blutzucker), die wir in ausreichender Menge aus normaler ungesüßter Nahrung wie Brot, Kartoffeln, Reis usw. beziehen. Der raffinierte Fabrikzucker hat damit wenig zu tun, im Gegenteil greift er verschiedene Körperorgane sowie die Zähne an. Leider wird das Geschmacksempfinden schon von Säuglingen durch gesüßten Tee an Zucker gewöhnt. Dadurch wird die Grundlage zur Zuckersucht gelegt, was auch die Anfälligkeit für andere Suchtmittel noch verstärkt.

Schon Säuglinge werden durch gesüßten Tee an Zucker gewöhnt.

Auch wenn wir unseren Tee oder Kaffee nicht mit Zucker süßen und selten zu Süßigkeiten greifen, nehmen wir doch große Mengen in bearbeiteten Nahrungsmitteln und Getränken zu uns, ohne daß uns dieser Zuckerkonsum bewußt würde.

Wirtschaftsfaktor Zucker

Zucker ist ein starker wirtschaftlicher Faktor: Allein in Deutschland werden jährlich mehrere Millionen Tonnen produziert. Daß also die Lebensmittelindustrie aus Gesundheitsgründen den Zuckeranteil in den bearbeiteten Nahrungsmitteln reduzieren wird, ist wenig wahrscheinlich. In einem langwierigen und komplizierten Prozeß wird aus Zuckerrüben oder Zuckerrohr der raffinierte Zucker gewonnen, der zu 99,9 Prozent aus Saccharose besteht und frei von allen Vital-

und Schutzstoffen wie Vitaminen, Mineral- und Faserstoffen ist, die in der Pflanze noch enthalten sind: ein völlig denaturiertes, totes, künstliches Konzentrat. Dieser isolierte Zucker ist ein für den Körper unnötiges, ja schädliches Genußmittel.

In den Industrieländern übersteigt der Pro-Kopf-Verbrauch von Zucker ein Vielfaches dessen, was der Körper braucht. Täglich werden bis zu 250 g konsumiert. Dabei sollte man ganz ohne raffinierten Zucker auskommen oder zumindest unter 20 g täglich bleiben.

Der tägliche Zuckerkonsum sollte 20 g pro Person nicht übersteigen.

Hingegen ist der natürliche Zucker, der z. B. in Früchten vorkommt, für den Körper gesund, da er an Vitalstoffe gebunden ist. Im Körper wird er in Glucose umgewandelt und befindet sich in immer gleicher Menge im Blut.

Warum ist Zucker eigentlich schädlich?
Der Teufelskreislauf der Zuckersucht

Die Zufuhr von isoliertem Zucker greift negativ in den normalen Glucosespiegel des Blutes ein. Er braucht im Darm nicht mehr wie die kohlenhydratreichen Lebensmittel langsam zu Einfachzucker verarbeitet zu werden, sondern dringt schnell durch die Darmwände ins Blut. Durch diesen überfallartigen Anstieg des Blutzuckers wird die Bauchspeicheldrüse angeregt, viel Insulin auszuschütten, das den Glucosespiegel wieder senkt. Die überschüssige Energie wird in der Leber und in den Fettzellen des Körpers abgelagert. Hierauf aber folgt bald schon eine „Unterzuckerung", eine Hypoglykämie: Konzentrations- und Lernschwäche, ein spürbarer Leistungsknick sind die Folge – und Heißhunger auf die nächste Zuckerbombe, deren Zufuhr wiederum erhöhte Insulinproduktion in der Bauchspeicheldrüse erfordert. Ein Teufelskreislauf ist geschaffen. Dieser Zusammenhang erklärt übrigens auf der biochemischen Ebene, warum Zucker süchtig macht. Industriezucker ist eigentlich kein Lebens-, sondern ein Genußmittel.

Leider reagiert der Körper bei Zucker nicht natürlich. Nimmt man ununterbrochen das gleiche Lebensmittel zu sich, ißt man also etwa drei Tage lang nichts anderes als Tomaten, vergeht einem bald der Appetit darauf: Der Körper wehrt sich auf diese Weise gegen die einseitige Ernährung. Bei Zucker aber funktioniert dieser Mechanismus wegen des oben erläuterten Teufelskreislaufs nicht mehr.

Süßes wird mit Trost und Zufriedenheit assoziiert

Von frühester Kindheit an lernen wir, daß Süßigkeiten Trost und Zufriedenheit bedeuten.

Hinzu kommt, daß viele Menschen Zucker bzw. Süßigkeiten mit Trost und Zufriedenheit gleichsetzen. Seit dem Babyalter sind wir darauf programmiert: Für ein aufgeschlagenes Knie gibt es zum Trost ein Eis, für ein verweigertes Spielzeug gibt einen Lutscher, und fehlende Zuwendung wird durch eine Tafel Schokolade oder eine Packung Gummibärchen wettgemacht. So automatisiert sich von früh an der Mechanismus, daß man sich mit Süßem trösten und eine angenehme Atmosphäre bereiten kann. Dies ist die psychologische, keineswegs zu unterschätzende Seite der Zuckersucht.

Folgekrankheiten bei hohem Zuckerkonsum

- Karies, Zahnfleischentzündungen und Parodontose
- Stoffwechselkrankheiten: Diabetes, Fettsucht, Leber-, Gallen-, Nierenerkrankungen, Gicht u.a.
- Gefäßerkrankungen: Arteriosklerose, Herzinfarkt, Schlaganfall, Thrombosen
- Erkrankungen des Verdauungstrakts: der Bauchspeicheldrüse, des Dünn- und Dickdarms; Ferment- und Verdauungsstörungen
- Erkrankungen des Bewegungsapparates: Arthrose, Arthritis, Rheuma, Wirbelsäulen- und Bandscheibenschäden
- Abwehrschwäche bei Infektions- und Pilzerkrankungen
- Erkrankungen des Nervensystems
- Schwächeanfälle

Sicherlich fragen Sie sich nun, wodurch Sie den Zucker, den Sie Tag für Tag zum Süßen von Nachtischen, Kuchen und anderen Speisen brauchen, ersetzen können. Welche Alternativen zum Zucker stehen uns überhaupt zur Verfügung?

Alternative Süßmittel

- *Honig*: Da Honig einen hohen Zuckeranteil (zwischen 70 und 80 Prozent) aufweist, sollte er nur in geringer Menge verwendet werden. Honig ist eine gesunde Alternative zum raffinierten Zucker, jedoch verliert er seine vielen Vitalstoffe, wenn man ihn über 40° C erwärmt. Daher sollte man beim Kauf unbedingt auf folgende Etikettierung achten: Qualität garantiert ein Honig, der den HMF-Wert (Hydroxymethylfural) von 15 aufweist. Dieser sollte keinesfalls höher als 40 sein. Hochwertige Honigsorten sind durch Qualitätsbezeichnungen wie „Auslese", „Auswahl", „naturbelassen" oder „kalt abgefüllt" gekennzeichnet. Übrigens ist der gelegentlich zu findende Ausdruck „kalt geschleudert" irreführend, da Honig gar nicht warm geschleudert werden kann. Die Waben würden in diesem Fall zerstört. Eine qualitativ hochwertige Sorte zum Backen zu verwenden ist allerdings unnötige Verschwendung, da beim Backen die Temperatur von 40° C überstiegen und die biologisch wichtigen Stoffe des Honigs ohnehin zerstört werden. Hier kann man auf Honig geringerer Qualität zurückgreifen. Karies können Sie allerdings bei massivem Verzehr von Honig auch bekommen!

  Beim Honigkauf sollte man auf Qualität achten.

- *Apfeldicksaft* mit einem Zuckeranteil von 83 Prozent und *Birnendicksaft* mit 78prozentigem Zuckergehalt sind aufgrund ihres hohen Mineralstoffgehalts ebenfalls alternative Süßstoffe, sofern sie gering dosiert werden.
- Naturbelassene, ungeschwefelte *Trockenfrüchte* eignen sich zur Herstellung gesunder Nachspeisen wie Mus.

Vermeiden Sie unbedingt die sogenannten *Zuckerersatzstoffe*: Süß-stoffe, die unter den Namen Cyclamat, Aspartam, Saccharin und Acesulfam k bekannt sind. Für sie gilt in ganz besonderer Weise der oben beschriebene Teufelskreislauf, der nach Einnahme zur „Unter-zuckerung" führt. Keineswegs helfen sie dabei, ein natürliches Hun-gergefühl zu entwickeln.

Die gesündeste Art zu süßen ist, *frische Früchte* zu verwenden. Damit eröffnen sich Ihnen ebenso einfache wie phantasievolle Möglichkeiten, köstliche Nachspeisen zu bereiten. Deren Grundbe-standteile sind etwa Bananenpüree oder Quark.

Hier einige Rezepte für ausgezeichnete Desserts, die schnell herzu-stellen und auch ohne Zuckerzusätze süß sind:

Mit frischen Früch-ten lassen sich viele gesunde Desserts zubereiten.

Himbeerspeise

Pürieren Sie zwei Bananen mit 1/4 l Sahne oder Birnensaft, und gießen Sie die Flüssigkeit über frisch gepflückte Himbeeren. Deko-rieren Sie die Nachspeise mit einem frischen Blatt Minze.

Dem Bananenpüree können Sie gehackte Mandeln und Nüsse zufügen oder es mit Zimt und Vanillemark würzen. Sie können die Creme mit Milch zu einem Shake verschlagen oder mit einer Viel-zahl an frischen Früchten kombinieren. Ihrer Phantasie sind keine Grenzen gesetzt.

Nußdessert

Datteln und Feigen zerkleinern und Nüsse und Mandeln zer-hacken. Alle Früchte miteinander mischen und unter Kefir, Joghurt, Dickmilch oder mit Milch vermischten Quark rühren. Die Mischung kann nach Wunsch mit Zimt und Vanille abgeschmeckt werden.

Marzipan

250 g geschälte, in kochendem Wasser kurz gewaschene und zerkleinerte Mandeln mit ca. 6 EL Honig oder Birnendicksaft und 4 EL Rosenwasser (Apotheke) verkneten. Die Masse in eine Folie geben und 24 Stunden in den Kühlschrank legen. Danach ist sie zu Figuren oder Kartoffeln formbar: Ein kleines delikates Dessert.

Rote Grütze

250 g Beeren werden gesäubert und mit 1/8 l Wasser püriert. Die Masse wird zusammen mit 2 TL Agar-Agar langsam in einem Topf erhitzt und kurz aufgekocht. Lassen Sie die Grütze einige Minuten abkühlen, bevor Sie sie in eine kalt ausgespülte Schale füllen. Nach zwei Stunden im Kühlschrank kann die Grütze gestürzt und nach Geschmack mit Sahne oder Vanillesauce garniert werden.

Vanillesauce

Verrühren Sie 100 g Vollkornmehl mit etwas Salz und 300 ml Wasser und kochen Sie die Masse auf. Dann lassen Sie sie etwas abkühlen, rühren 250 g Crème fraîche, 200 g Birnendicksaft und das Mark einer halben Vanilleschote unter.

Früchtejoghurt

Auch hier können Sie etwas ausprobieren: Naturbelassenen Joghurt mit Obststückchen oder püriertem Obst vermischen. Kombinieren Sie verschiedene Obstsorten miteinander, und frieren Sie besonders gelungene Geschmacksrichtungen als Eis ein. Auch bei diesen Rezepten können Sie den Joghurt durch Quark ersetzen oder beides miteinander mischen.

Auch Speiseeis kann gesund sein!

77

Natürlich enthalten die meisten Limonaden und vor allem Cola-Getränke hohe Zuckerzusätze. Ihre eigene Limonade ist weit besser:

Limonade

Limonade bereiten Sie zu, indem Sie eine Zitrone und/oder Apfelsine auspressen und den Saft mit Mineralwasser vermischen.

Wer an Darmpilz leidet, muß einige Zeit sogar auf süßes Obst verzichten.

Margot Brinkmann stellte sich Listen mit dem Zuckergehalt von bestimmten Nahrungsmitteln zusammen und heftete diese in einen Küchenordner. Sie hatte erkannt, daß die Entwöhnung vom Industriezucker für ihre Tochter eine harte Roßkur sein würde, da wollte sie es ihr so leicht – sprich: so süß – wie möglich machen.

Sie selbst mußte wegen der Behandlung ihres Darmpilzes zunächst für einige Monate ganz auf Süßes, also auch auf süßes Obst, verzichten. Aber anschließend wollte sie sich möglichst natürlich ernähren. Und die Mahlzeiten sollten für ihre Familie wohlschmeckend, süß und dabei frei von Industriezucker sein.

Zuckergehalt von unbehandelten frischen Nahrungsmitteln und Getränken[13]

Äpfel	10,2 %
Ananas, frisch	12,3 %
Aprikosen	7,7 %
Bananen	12,3 %
Birnen	9,0 %
Brombeeren	6,8 %
Erdbeeren	5,2 %
Grapefruits	7,4 %
Heidelbeeren	17,6 %
Himbeeren	17,6 %

Johannisbeeren (rote)	6,6 %
Johannisbeeren (schwarze)	6,8 %
Kirschen (süße)	11,8 %
Kiwis	6,9 %
Kopfsalat	1,0 %
Mandarinen	6,6 %
Mangos	8,6 %
Möhren	5,1 %
Orangen	8,3 %
Pfirsiche	7,9 %
Pflaumen	7,6 %
Preiselbeeren	3,7 %
Sauerkirschen	8,7 %
Tomaten	2,3 %
Vollmilch	4,7 %
Weintrauben	15,0 %

Der natürliche Zucker in diesen frischen Lebensmitteln kann vom Körper leicht verarbeitet werden. Er ist zudem mit vielen Vitalstoffen wie Enzymen, Vitaminen, Mineralien, Spurenelementen und Ballaststoffen verbunden und trägt somit zur Gesundheit bei.

Natürlicher Zucker aus frischen Lebensmitteln ist ein wertvoller Nahrungsbestandteil.

Das gilt in begrenztem Maße auch für natürlich verarbeitete Lebensmittel, sofern sie nicht nachgesüßt worden sind. Diese lassen sich als natürliche Mittel zum Süßen von Nachspeisen einsetzen:

Zuckergehalt von natürlich verarbeiteten Lebensmitteln und Getränken

Apfelsaft	10,0 %
Getrocknete Äpfel	42,2 %
Getrocknete Aprikosen	55,8 %
Getrocknete Datteln	55,6 %

Getrocknete Feigen	52,4 %
Grapefruitsaft	10,1 %
Orangensaft	9,4 %
Rosinen	63,9 %
Sauerkirschsaft	11,8 %
Traubensaft	16,6 %

So kann man's schaffen!

Wie soll man all das einem verzweifelten Mädchen beibringen? Michaela müssen zunächst oben dargestellten Zusammenhänge im einzelnen erläutert werden. Ihr wird nun erstmals bewußt, daß es gar nicht ihre „Schuld" war, wenn sie ständig naschte. Auch entwickelte sich in ihr allmählich ein Unwohlgefühl, wenn sie beim Verzehr von hoch zuckerhaltigen Süßigkeiten daran dachte, wie diese schubartig den Blutzuckerspiegel anheben würden mit - den ihr nun bekannten Folgen.

Stark gesalzene Speisen machen durstig – der Griff zur Zuckerbombe Cola folgt.

Aber Michaelas Eßgewohnheiten waren sogar noch komplizierter. Nicht nur füllte sie andauernd ihren Körper mit Zucker auf, sie aß zwischendrin immer wieder extrem gesalzene Chips, Pommes frites und Erdnüsse. Diese machten sie durstig, woraufhin sie zur Zuckerbombe Cola griff. Ein vertrackter Mechanismus.

Kochsalzmißbrauch

In geringer Dosierung übernimmt Kochsalz (Natriumchlorid, NaCl) eine wichtige Aufgabe bei der Regulierung des Flüssigkeitshaushalts im Körper. Natrium unterstützt die Eisenverwertung, wirkt säurebindend, entkrampfend und enzymanregend. Es kommt in ausreichender Menge in Nahrungsmitteln wie Brot, Wurst, Käse, Geflügel, Meeresfrüchten, Sellerie, Kartoffeln, Kohl, Eiern, Schinken, Fisch, (Salz-)Konserven und vor allem in Mineralwässern mit hohem NaCl-Gehalt vor. Wenn man diese Speisen zusätzlich salzt, was häufig vorkommt, wird der Nierenstoffwechsel belastet und der Körper vergiftet. Bluthochdruck ist ebenso eine Folge von zu hohem Salzverbrauch wie die Unterversorgung der Gewebezellen mit Sauerstoff, die dazu führt, daß Stoffwechselschlacken nicht mehr ausreichend abtransportiert werden. Das Gewebe wird aufgedunsen und schwammig.

Arme Michaela! Für eine Sechzehnjährige war es schwer zu schlucken, daß sie drauf und dran war, ihren Körper gründlich zu vergiften und langfristig immer dicker und unbeweglicher zu werden. Doch es war ja keineswegs zu spät für sie.

Und tatsächlich kam schließlich, nachdem sie den ersten Schock verdaut hatte, von ihr selbst die Frage: *Was kann ich denn tun?*

Zu dritt stellten sie, ihre Mutter und ihre Behandlerin eine Liste mit Tips und Maßnahmen gegen den immer wiederkehrenden-Heißhunger zusammen:

Maßnahmenkatalog gegen Eßsucht

1. Kühle Farben hemmen den Appetit. Eßumgebung blau gestalten (Tischdecke, Servietten, Geschirr etc).
2. Vor jeder Mahlzeit ein großes Glas Wasser fünf Minuten auf einen dunkelblauen Untersetzer stellen und dann trinken.
3. Kochsalz möglichst durch Kräuter wie z. B. Kresse ersetzen.
4. Jeden Bissen langsam und mindestens 30 Mal kauen. Durch das Ptyalin im Speichel wird die Speise vorverdaut, die Bauchspeicheldrüse erhält dadurch ein Signal zur Absonderung des Verdauungssaftes, und durch die allmähliche Stärkeverarbeitung wird der Bissen süß.
5. Den morgendlichen Ausscheidungs- und Entgiftungsprozeß des Körpers durch Einnahme von leicht verdaulichem Obst unterstützen.

Jeden Bissen mindestens 30 Mal kauen, so wird die Speise vorverdaut.

6. Bei Heißhunger auf Süßigkeiten viel süßes Obst essen (Margot Brinkmann war fest entschlossen, täglich eine breite Auswahl an frischem Obst in der Wohnung zu verteilen); im Notfall eher ein Fruchtbonbon als Pralinen essen, wegen des in diesen enthaltenen zusätzlichen Fettanteils.

7. Cola-Getränke durch selbst zubereitete Limonade, Wasser und wohlschmeckende Kräuter- und Früchtetees ersetzen (mindestens zwei Liter pro Tag trinken). Zur Entwässerung vier Wochen lang morgens eine Tasse Misteltee, der über Nacht kalt angesetzt wird, sowie Tees aus Brennessel, Schafgarbe, Löwenzahn und Fenchel.

8. Wenn man zwischendurch von der Lust auf Essen überfallen wird, es mit einer Ersatzhandlung versuchen, wie Spaziergang, Lesen, mit einer Freundin telefonieren, aufräumen o. ä.

9. Nach 20 Uhr nicht mehr essen.

10. Kleine Teller benutzen.

11. Nach den Mahlzeiten sofort Lebensmittel abräumen.

12. Keine gefährlichen Knabbereien mehr kaufen.

Bei Heißhunger-attacken kann man sich mit Spazieren-gehen, Lesen oder Telefonieren ablenken.

Was dieser Katalog übrigens ausließ, waren die psychischen Mechanismen der Eßsucht, der fatale Trost durch orale Befriedigung.

Die Psyche mit einbeziehen

Dieses Thema wurde zu einem späteren Zeitpunkt angesprochen. Michaela hatte sich bereits drei Wochen lang relativ erfolgreich um veränderte Eßgewohnheiten bemüht, als sie einen bösen Einbruch erlitt und anschließend zutiefst deprimiert war. An einem Wochenende, an dem sie wie gewohnt schon am Nachmittag vor dem Fernseher saß, wurde sie unwiderstehlich in den Bann alter Gewohnheiten gezogen: Ihr fehlten ganz entschieden die salzigen Chips, die das Fernsehen erst so richtig gemütlich machten. Also zog sie – wenngleich mit innerem Kampf und schlechtem Gewissen – los und besorgte sich bei der nahegelegenen Tankstelle alles, was sie zu ihrem vermeintlichen Glück brauchte.

Nach diesem Einbruch war auch Michaelas Motivation verschwunden, weiterhin die so schwer durchzuhaltende Ernährungsweise fortzuführen. Ihrer Meinung nach hatte es ohnehin keinen Sinn, und abgenommen hatte sie auch noch nicht (wenngleich ihre Haut glatter geworden war, was sie zunächst stark beflügelt hatte).

Alte Gewohnheiten durch neue ersetzen

In einem weiteren Gespräch wurde deutlich, daß Michaela auch ihren Lebensrhythmus umstellen und aus den alten Gewohnheiten ausbrechen mußte. Gemeint waren die Rückzüge vor den Fernseher am Abend und am Wochenende. Das war ein heikles Thema. Ganz offensichtlich fürchtete das Mädchen sich davor auszugehen. Mit ihren Klassenkameraden fühlte sie sich aufgrund des eingefahrenen Rollenverhaltens, das einen Neuanfang erschwerte, nicht wohl. Diskotheken kamen für sie nicht in Frage, da sie weder tanzen noch als unbeachteter Trauerkloß in einer Ecke herumstehen mochte.

Aber der Rückfall am Wochenende machte deutlich, daß Michaela unbedingt ihre freie Zeit verplanen mußte, wollte sie solche Fallen vermeiden. Es wurde beschlossen, daß die Familie Brinkmann gezielt für alle interessante Ausflüge am Wochenende unternahm, etwa Besichtigungen von Städten wie Salzburg oder Innsbruck. Michaela organisierte darüber hinaus Fahrten zu Verwandten und Freunden, die weiter entfernt wohnten. Ihre Mutter konnte sie überreden, an dem Kurs über autogenes Training teilzunehmen. Und schließlich überraschte sie die Tochter mit einem Geschenk, bei dem Michaela zuerst nicht wußte, ob sie sich freuen oder ärgern sollte: Nachdem Frau Brinkmann gelesen hatte, daß Heilfasten die gründlichste und intensivste Form der körperlichen wie seelischen Entgiftung sei, hatte sie sowohl sich als auch Michaela für die nächsten Ferien zu einer Heilfastenwoche in einem Kloster angemeldet.

Eine Umstellung des Lebensrhythmus ist hilfreich – also keine Rückzüge vor den Fernseher.

Fettleibigkeit

Fettleibigkeit ist nicht nur unästhetisch, sondern extrem ungesund. Es ist eine Stoffwechselerkrankung, die zu weiteren, teilweise gefährlichen Folgeerkrankungen führt wie Herzbeschwerden, Bluthochdruck, Gelenkeverschleiß (Arthrosen), Atemnot, Gallensteine, Fettleber, Zuckerkrankheit sowie Krebs.

Fettleibigkeit ist bei den meisten Menschen die Folge von übermäßiger Kalorienzufuhr. Aber viele Dicke, die mit mäßigem Erfolg verschiedene Diäten ausprobiert haben, werden an dieser Stelle verzweifelt aufheulen und behaupten, daß auch Hungern bei ihnen nichts helfe.

Tatsächlich besteht bei Fettleibigen ein nachgewiesener Zusammenhang zwischen ihrem Übergewicht und ihrer psychischen Struktur. Allein der Anblick köstlicher Speisen bewirkt eine Erhöhung des Insulingehalts im Blut. Sie reagieren auf das Bild genauso, als würden sie diese Speisen tatsächlich essen. In diesen Fällen scheint vor allem eine gedanklich-psychische Umprogrammierung erforderlich zu werden. Ihr Hauptziel besteht darin, ein positives Selbstbild zu entwickeln, das es dem Körper ermöglicht, seinen Selbstregulierungsmechanismen wieder zu vertrauen.

Allein der Anblick köstlicher Speisen läßt bei Übergewichtigen den Insulingehalt im Blut steigen.

Umprogrammierung des Unterbewußtseins

Bis es aber so weit war, dauerte es noch eine Weile, und in dieser Zeit arbeitete Michaela unter Anleitung daran, die Gründe für ihr Frustessen zu erkennen. Hauptsächlich glaubte sie immer dann dem Eßimpuls nachzugeben, wenn sie sich klein und mies fühlte. Essen also als Ersatz für Bestätigung und Liebe.

Ingrid Kraaz von Rohr schlug ihr diese Methode vor: Michaela sollte sich regelmäßig Negativszenen im Zusammenhang mit dem Frustessen vorstellen, also Bilder visualisieren, in denen Frustesser eklig und gefräßig wirken. Dieses negative Bild sollte sie anschließend durch ein positives ersetzen, bei dem sie sich selbst als schlanke, fröhliche junge Frau sah, die mit Lust und Freude gesunden Eßgewohnheiten nachging, und sie sollte sich mit größter Intensität vorstellen, dieses Bild sei wahr.

In regelmäßigen Visualisierungsübungen lernte Michaela, ihren Körper anzunehmen und zu respektieren, die autosuggestiv verordnete Lebensfreude wurde bald schon zu einer echt empfundenen. Nach dreiwöchigem regelmäßigen Visualisieren (morgens und abends jeweils 20 Minuten lang) fand Michaela sich nicht mehr unattraktiv, im Gegenteil. Sie hatte es geschafft, sich selbst neu und positiv zu sehen, und strahlte dies auch auf andere aus.

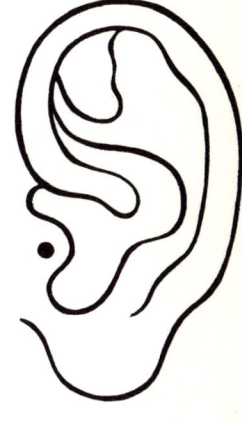

Naturheilkundliche Unterstützung

Unterstützt wurde sie durch Akupunktur am Hunger- und am Aggressionspunkt, durch Farbbestrahlung mit Blau (siehe Abbildung) und Bach-Blüten aus der sechsten Gruppe.

Abb.2: Hungerpunkt, mit Blau bestrahlen

Körperliche Bewegung gehört dazu

Einig waren sich alle darüber, daß Michaela sich mehr bewegen sollte, um ihren Körper zur Ausscheidung von Giftstoffen zu aktivieren. Die Frage war: Welchem Sport sollte das Mädchen, das körperliche Anstrengungen scheute, nachgehen? Man einigte sich zunächst auf einen regelmäßigen abendlichen Spaziergang, der möglichst flott sein und nicht länger als 20 Minuten dauern sollte. Das war auch für Michaela akzeptabel.

Konsequent hielt Michaela ihr tägliches Laufprogramm durch. Körperlich wie psychisch fühlte sie sich anschließend wohl, was einerseits mit der Streßabfuhr durch Bewegung und andererseits mit der Freisetzung von Endorphinen zusammenhängt. Diese sorgen für Entspannung und Wohlgefühl.

Michaela merkte bald, wie positiv sich die regelmäßige Bewegung auf ihre Verdauung, Stimmung und Fitneß auswirkte. Tatsächlich

Die Bedeutung von Bewegung für das Wohlbefinden

Eine fett- und zuckerarme Ernährung sollte durch genügend Bewegung ergänzt werden, wenn man langfristig sein Gewicht reduzieren möchte. Dabei sollte man weniger auf übertriebene Aktionen als auf Regelmäßigkeit setzen.

Regelmäßige Bewegung, möglichst an frischer Luft, hilft dem Körper, seine vielfältigen Funktionen zu erfüllen. Sie wirkt sich auf Dauer positiv auf das Körpergewicht aus, und sie ist eine wichtige Möglichkeit der Streßabfuhr.

Durch körperliche Anstrengung verschiebt sich das Verhältnis zwischen Fett- und Muskelmasse zugunsten letzterer, wodurch sich wiederum die BMR erhöht. Diese Abkürzung steht für „basale metabole Rate" und bezeichnet die minimale lebensnotwendige Energiemenge, die man im Ruhezustand zum Atmen, für den Herzschlag usw. braucht. Bei einem langsamen Stoffwechsel, charakteristisch für die sogenannten „schlechten" Futterverwerter, ist die BMR niedrig. Hingegen haben diejenigen eine hohe BMR, die offensichtlich essen können, soviel sie wollen, ohne zuzunehmen.

Statt der Rolltreppe kann man die Treppe nehmen, statt des Busses das Fahrrad.

entwickelte sie allmählich einen gewissen sportlichen Ehrgeiz und suchte die körperliche Bewegung so oft wie möglich: Statt der Rolltreppen und Aufzüge benutzte sie die Treppe. Sie fuhr nicht mehr mit dem Bus zur Schule, sondern mit dem Rad. Und bald schon stellte ihre Mutter verwundert fest, daß das Tempo der Tochter bei den abendlichen Spaziergängen deutlich schneller geworden war.

Lob und Belohnungen

Bravo! Frau Brinkmann sparte nicht mit dem wohlverdienten Lob, das der Tochter neuen Auftrieb gab. Belohnungen gab es auch: gelegentliche Einladungen ins Kino oder Theater, auch schon mal einen hübschen Pulli, aber niemals Pralinen!

Schleichende Selbstvergiftung

Toxilymphämie nennt man die Ansammlung von Giften und Schadstoffen im Blut, in der zirkulierenden Lymphe und der Zellflüssigkeit im Körper, die als Ursache für eine Vielzahl von Krankheiten anzusehen ist.

Stimulieren Sie Ihre Entgiftungsorgane!

Es ist eine alte Volksweisheit, im Frühjahr eine Blut- und Organismusreinigungskur zu machen, um die Gesundheit zu erhalten. Für die Entgiftung ist es nötig, die zuständigen Entgiftungsorgane – Leber, Niere, Haut, Lunge, Darm – zu stimulieren. Bis zu einem gewissen Grad sind Gifte im Körper, sogenannte Toxine, normal. Der Körper selbst produziert sie im Stoffwechselprozeß und kann Reste verbrauchter Zellen, Mineralien und andere Abfallstoffe entsorgen. Erst wenn eine bestimmte Belastungsgrenze überschritten ist, wenn also von außen dem Körper zu viele Giftstoffe zugeführt werden, werden diese zur Gefahr. Dann verschlacken sie den Organismus und verhindern den gesunden Ablauf körperlicher Prozesse. Zu einem großen Teil nehmen wir Toxine über unsere Nahrung auf, nämlich dann, wenn wir mit chemischen Giftstoffen belastete Lebensmittel essen oder wenn wir mehr zu uns nehmen, als wir verbrennen. In beiden Fällen kann der Körper die Schlacken nicht entsorgen. Sie verbleiben im Körper und vergiften diesen schleichend, bis irgendwann eine Krankheit ausbricht.

Über die Nahrung nehmen wir viele Toxine auf, die der Körper nicht ausscheiden kann.

Streß vergiftet

Auch Streß ist eine Ursache für Verschlackung, weil der Energieaufwand, den der Streß benötigt, den Ausscheidungsorganen abgezogen wird.
Darüber hinaus belastet Streß natürlich verschiedene Organe und nicht zuletzt die Psyche.

87

Fasten – der „Königsweg" zur Entgiftung

Mit diesem Ausdruck bezeichnete Dr. Buchinger das Heilfasten, eine wirkungsvolle und ungefährliche Behandlungsmöglichkeit bei ernährungsbedingten Stoffwechselerkrankungen, die bei akuten wie auch chronischen Krankheiten und Beschwerden zu erstaunlichen Heilungserfolgen führt.

Verschlackte Reststoffe, die sich im ganzen Körper abgelagert haben, können ausgeschieden werden, da der Körperstoffwechsel nicht durch Verarbeitung von ständig frisch zugeführten Nährstoffen belastet ist. Heilfasten ist ein sehr wirkungsvolles Verfahren zur körperlichen Regeneration, das die Abwehrkräfte stärkt. Der Mensch fühlt sich danach körperlich wie auch seelisch wohler. Empfehlenswerte Fastenkuren sind die Buchinger-Kur, die F.X.-Mayr-Kur und die ayurvedische Kur.

Beim Heilfasten darf man nur Flüssigkeit zu sich nehmen: Wasser, Tee, Saft und Brühe.

Beim Heilfasten führt man dem Körper nur Flüssigkeit in Form von Wasser und, je nach Fastenart, Kräutertee, Obst- und Gemüsesaft, Molke, Gemüsebrühen sowie unter Umständen auch Vitamine und Mineralsalze zu. Das Fasten dauert zwischen fünf Tagen und – unter ärztlicher Aufsicht – mehreren Wochen.

Was geschieht im fastenden Körper?

Der Körper ernährt sich während des Fastens nicht durch äußerlich zugeführte Nahrung, sondern leert die eigenen Speicher. Dabei bezieht er Lebenskraft und Wärme aus dem Energiespeicher Fett und die nötigen Baustoffe aus dem Eiweißspeicher. Der Körper findet Nahrung in sich selbst, d.h. er bezieht Energie aus den eigenen Zellen (Autolyse). Dabei geht er intelligent vor, greift zunächst unnütze Stoffe wie Schlacken, dann krankhaftes Gewebe, überschüssiges Fett u. ä. an. Erst dann werden auch nützliche Gewebe wie Muskeln und Haut „verbraucht". Toxine werden von Enzymen gespalten und in Energie umgewandelt.

88

Im Laufe der Zeit werden im Körper alle belastenden, unnötigen, störenden und auch krankmachenden Substanzen abgebaut, die in den Zellen deponiert sind.

Die Giftstoffe sind im Körper an Eiweiß und Fett gebunden und im Bindegewebe abgelagert. Daher zeichnet sich stark verschlacktes Gewebe durch die für die Cellulitis typische Orangenhaut aus, die auf Druck schmerzen kann. Werden überschüssiges Eiweiß und Fettzellen während des Fastens abgebaut, lösen sich auch die Giftstoffe und können durch Darm, Niere und Haut ausgeschieden werden. Das wird für den Fastenden anfangs an übelriechenden Ausscheidungen, Körpergeruch und belegter Zunge offensichtlich. Somit wird verständlich, daß das gelegentliche Heilfasten eine besonders wirkungsvolle Entgiftungsmethode ist, mit der man Krankheiten vorbeugen oder sie rückgängig machen kann.

Während der Fastenkur wird das Gewebe gereinigt und erneuert. Eine Fastenkur ist ein sehr wirkungsvolles Mittel, um auch tiefer liegende Verschlackungen zu entsorgen.

Beim Heilfasten werden Giftstoffe abgebaut und ausgeschieden.

Kein Hungergefühl

Immer wieder erstaunt es, daß Fastende normalerweise kein Hungergefühl haben. Wenn der Körper auf die regelmäßige Zufuhr von Energie eingestellt ist, signalisiert er im Falle einer ausgelassenen Mahlzeit durch Hungergefühl, daß er diese Energie braucht. Während des Fastens aber ist er auf das körpereigene Energieprogramm umgeschaltet – durch die gedankliche Vorbereitung, den Willen zum Fasten und die Sicherheit, daß es guttut. Das Startsignal für die Umschaltung auf die körpereigene Energielieferung ist die gründliche Darmentleerung zu Beginn der Fastenzeit.

Innerlichkeit

Zum Fasten gehört nicht nur der Verzicht aufs Essen, sondern eine bewußte Hinwendung zum eigenen Körper. Der Fastende tut aus-

89

schließlich Dinge, die für ihn gut sind. Fühlt er sich erschöpft, so schläft er; ist ihm nach Sport, Lesen, Musik zumute, so folgt er diesen Lustimpulsen. Hingegen vermeidet er möglichst alles, was den normalen Alltag kennzeichnet. Er entzieht sich den beruflichen und privaten Beziehungen, Telefon, Radio und Fernsehen. Seine Aufmerksamkeit gilt nun nicht dem Außen, sondern dem Körper, den er intensiv pflegt, und der eigenen, inneren Welt.

Vorteile des Heilfastens

- Überflüssige Pfunde kann man auf ungefährliche Art loswerden.
- Fasten entgiftet und entschlackt das Gewebe; man fühlt sich körperlich wohl.
- Die Haut wird glatt, das Bindegewebe strafft sich.
- Umweltschadstoffe werden biologisch ausgeschieden.
- Fasten erhöht die geistige und körperliche Leistungsfähigkeit und verlangsamt Alterungsprozesse.
- Nach dem Fasten kann man sich leichter auf eine veränderte Ernährung umstellen.
- Durch Fasten wird die Entwöhnung von Suchtmitteln wie Nikotin, Alkohol und Medikamenten erleichtert.
- Fasten ist eine Möglichkeit der Begegnung mit sich selbst, der inneren Reifung.
- Fasten ist eine wirkungsvolle Präventivmaßnahme gegen eine Vielzahl von Krankheiten.
- Durch Fasten kann man bereits aufgetretene akute wie chronische Krankheiten auf gesunde und wenig kostspielige Art rückgängig machen.

Heilfasten erleichtert die Entwöhnung von den Suchtmitteln Nikotin, Alkohol und Medikamente.

Eine Woche ausklinken

Michaela und ihre Mutter hatten während ihrer Fastenwoche unerwartete Erlebnisse körperlicher wie psychischer Art. In den ersten beiden Tagen verschlechterte sich erwartungsgemäß ihr Zustand: Sie fühlten sich schlapp, rochen trotz des täglichen Duschbads unangenehm, hatten ständig einen ekelhaften Geschmack im Mund und schliefen schlecht, da beide von bösen Träumen verfolgt wurden: Offenbar mußte auch eine Menge „seelischen Mülls" verarbeitet und „abtransportiert" werden.

Doch dann veränderte sich die Lage. Während sich Michaela allmählich körperlich fit fühlte und mit Freude lange, einsame Spaziergänge unternahm, war Frau Brinkmann vor allem von den Selbsterfahrungserlebnissen berührt, die sie in den angeleiteten Meditationsübungen hatte. Immer deutlicher spürte sie ihre innere Kraft. Sie brauchte sich nicht zu verstecken, vielmehr wollte sie ihr Leben in die Hand nehmen – und sie wußte, daß sie es auch konnte. In der klösterlichen Einsamkeit entwickelte sie klare Vorstellungen davon, was in ihrer Ehe und Familie falsch gelaufen war und welche neuen Wege sie beschreiten mußte, um alles in ein vernünftiges Gleichgewicht zu bringen.

Ein ganz neues Selbstbewußtsein

Für beide Frauen war das Fasten zudem eine starke Bestätigung. Nicht nur hatten sie einige Pfunde abgenommen und ein ganz neues Körper- und Ichgefühl entdeckt; ausgerechnet sie, die noch wenige Monate zuvor dauerhafte Niederlagen erlebt hatten im aussichtslosen Kampf gegen die Naschsucht, hatten es geschafft, eine Woche lang überhaupt nichts zu essen – und sich dabei sogar wohl zu fühlen. Das war ein großer Erfolg, auf den die beiden unendlich stolz waren.

Das Fasten stärkt auch das Selbstbewußtsein im Kampf gegen die Naschsucht.

Hautpflege bei Akne

Nach dieser gründlichen Reinigung war Michaelas Akne eindrucksvoll zurückgegangen. Damit dies so bleibt, vermeidet sie tiereiweißhaltige Lebensmittel und behandelt ihre Haut nur noch mit natürlichen Mitteln. Zur Säuberung der Gesichtshaut tränkt sie einen Wattepad mit Kamillenhydrolat aus der Apotheke und macht einmal pro Woche ein Gesichtsdampfbad:

Sie schüttet einen Liter kochendes Wasser auf einen Beutel Kamillentee in eine Schüssel, gibt einige Tropfen ätherisches Teebaumöl hinzu und hält ihren mit einem Handtuch abgedeckten Kopf in den heißen Dampf, bis sich alle Poren öffnen und ihr Gesicht mit Schweißbächen überzogen ist. Anschließend cremt sie es dünn mit einer teebaumölhaltigen Creme ein.

Michaela blüht auf

Durch die naturheilkundliche Behandlung hatte sich Michaela zu ihrem Vorteil verändert.

Als Michaela ein halbes Jahr nach Beginn ihrer Behandlung bei Ingrid Kraaz von Rohr in die Praxis kam, war sie sichtlich aufgeblüht. Ihre Haut war glatt, sie wirkte körperlich straffer und schlanker, und sie strahlte ein ganz neues Selbstbewußtsein aus. Dieses wirkte sich offensichtlich auch auf ihre Umwelt aus: Michaela war bereits zweimal von einem Jungen eingeladen worden, wie sie mit einem allerdings noch schüchternen Lächeln erzählte, und sie erwog ernsthaft seine Frage, ob sie mit ihm einen Tanzkurs besuchen wolle.

Streß zerstört

Beeindruckt von den positiven Veränderungen seiner Frau und Kinder, fand schließlich auch Herr Brinkmann den Weg in die naturheilkundliche Praxis von Ingrid Kraaz von Rohr.

Schon lange fühlte er sich nicht mehr wohl in seiner Haut, wollte aufhören zu rauchen und weniger Alkohol trinken, und doch kam er von beidem nicht los. Er litt unter Dauerstreß: Bei seiner Arbeit fühlte er sich zwar nicht fachlich, aber von der Menge der ihm aufgebürdeten Aufgaben überfordert. Überstunden wurden zur Normalität, gleichwohl hatte er immer den Eindruck, seine Arbeit nicht zu schaffen. Das machte ihn gereizt gegenüber den Menschen, mit denen er zusammen war. Seine Mitarbeiter, für die er jahrelang ein respektierter Vorgesetzter gewesen war, bemerkten seine Unsicherheit. Seine schlechte Laune fanden sie unerträglich, und sie sahen es auch nicht ein, sich von jemandem etwas sagen zu lassen, der neuerdings selbst gelegentlich Fehler machte.

Seelischer Druck geht auf den Körper über

Der äußere Druck schlug sich naturgemäß im Innern nieder: Herr Brinkmann litt unter Bluthochdruck, der in gefährliche Bereiche hochschnellte, bevor er einen Wutausbruch bekam: Es bestand durchaus die Gefahr eines Herzinfarkts.

Durch seinen hohen Blutdruck war Herr Brinkmann herzinfarktgefährdet.

Besonders dramatisch wirkte sich in diesem Zusammenhang das ständig eingeschaltete Handy aus, das er meist in der Brusttasche, also direkt vor dem Herzen, bei sich trug. Daß dieses für seine Herzrhythmusstörungen verantwortlich sein sollte, mochte Herr Brinkmann zunächst nicht glauben. Die Gefahren durch Elektrosmog waren für ihn Ausgeburten hysterischer Fortschrittsfeindlichkeit. Das ewige Zurück-zur-Natur-Geschrei ging ihm ohnehin auf

93

die Nerven. Sollten doch die Müsli-Fresser und Öko-Heinis ... – und schon wieder drohte der Blutdruck in die Höhe zu schnellen! Daß dieser Hitzkopf seine Einstellung zu diesem Thema überdachte, war dem Buch „Elektrosmog – die unsichtbare Gefahr" von Knut Sievers zu verdanken. Dieser stellt ebenso kompetent wie eindrucksvoll die Auswirkungen der uns allgegenwärtig umgebenden Strahlen dar und zeigt realisierbare Wege auf, wie man sich zu Hause und im Büro vor ihnen schützen kann.[14]

Elektrosmog – lautlose und unsichtbare Gefahr

Immer häufiger hört man von den Gefahren des „Elektrosmogs", die den heutigen Menschen schwächen. Was aber ist Elektrosmog? Wo können wir ihn suchen und wo ihn meiden?

Dem Elektrosmog können wir kaum entgehen, dank der modernen Technik lauert er überall.

Die bedrückende Antwort auf die letztere Frage lautet: Elektrosmog umgibt uns unausweichlich überall. Moderne Technik hat dafür gesorgt, daß kein noch so kleiner Platz in unserer Umgebung frei von Strahlen und elektromagnetischen Feldern ist. Wie Knut Sievers zu diesem Thema sagt: „Wir alle sind von Kopf bis Fuß in Strahlenwolken eingehüllt."

Diese gehen aus von vielfältigen elektrischen und elektronischen Geräten wie Radar, Mobilfunk, Rundfunk und Fernsehen, Satelliten, Computern, medizinischen und industriellen Geräten und leider auch von den vielen bequemen Einrichtungen in unserem Haushalt: von Stromkabeln, Mikrowellenherden, Fernsehern, Küchenmaschinen, Heizdecken, Fönen, Rasierapparaten, Waschmaschinen, elektrischen Weckern, Babyphonen, Digitalanzeigern ...

Die vielfältigen nieder- und hochfrequenten Strahlen sind für uns und unser Ökosystem weitaus gefährlicher, als der Öffentlichkeit bewußt ist. Das liegt daran, daß die Stromlobby sehr stark ist und natürlich kein Interesse an kritischen Untersuchungen hat: Immer noch sind die Elektrokonzerne maßgeblich an der Festsetzung von Grenzwerten elektromagnetischer Strahlung, die den Menschen zugemutet werden kann, beteiligt.

Die gesundheitlichen Folgen des Elektrosmogs manifestieren sich in vielfältigen Symptomen und Krankheiten, die sich durchaus beseitigen lassen, wenn die Quellen des Elektromagnetismus beseitigt werden. Typische folgen sind:

Elektrosmog kann viele Krankheiten auslösen, die sich durch Beseitigung der Quellen des Elektromagnetismus heilen lassen.

- Abnorme Anregung des Zellwachstums
- Allergien
- Appetitlosigkeit
- Begünstigung von Tumoren und Krebs
- Blutdruckveränderungen (Hypertonie, Hypotonie)
- Darmpilze
- Erschöpfung
- Funktionsstörungen des Nervensystems
- Fingernägel, gespalten, brüchig oder Nagelpilz
- Gleichgewichtsstörungen
- Haarausfall
- Herzrhythmusstörungen
- „Jet-lag"-Syndrom
- Kopfschmerzen
- Nervöse Symptome wie Zittern oder Taubheit der Hände
- Potenzstörungen
- Pulsjagen
- Reizbarkeit
- Rheumatische Krankheiten
- Schwächung des Immunsystems
- Schlafstörungen
- Schwindelgefühl
- Veränderungen der Herzstrom- und Gehirnstromkurven
- Veränderung der Zellmembranschwingungen
- Verlangsamte Reaktionen

Angesichts dieser Liste kann einem ganz schön mulmig werden. Aber unser Ziel ist es ja nicht, Ihnen Angst einzujagen. Ganz im Gegenteil wollen wir deutlich machen, daß Sie ohne großen Aufwand schädliche Einflüsse in Ihrer Lebensumgebung neutralisieren oder entschärfen können.

Wolfgang Brinkmann erkannte jedenfalls in dieser Aufzählung mehr als ein Symptom, das auf ihn zutraf, so daß er sich zu einigen Änderungen bereit erklärte.

Beseitigung von Elektrosmogquellen in der Wohnung

Nicht geerdete Fußbodenheizungen sind oft Ursache eines geschwächten Immunsystems, Müdigkeit und Leistungsschwäche.

Bevor man seine Wohnumgebung auf Elektrostressoren untersucht, sollte man einige grundsätzliche Dinge wissen, z. B., daß elektrische Felder, die sich durch Spannung (Volt) aufbauen,

- auch dann weiterbestehen, wenn der Strom nicht eingeschaltet ist: Es verschwindet erst, wenn man den Stecker aus der Steckdose zieht, d.h. das angeschlossene Gerät freischaltet;
- sich durch richtige Erdung abschirmen lassen;
- schwächer werden, je weiter man sich von ihrer Quelle entfernt.

Eine häufige Quelle für ein geschwächtes Immunsystem, Müdigkeit und Leistungsschwäche sind nicht geerdete Fußbodenheizungen. Sorgt man hier für Abhilfe, tritt bald schon eine deutliche Besserung ein.

Einzuhaltende Mindestabstände zu elektrischen Quellen

1 Meter:	PC-Monitor, Elektrokabel, Telefon, Glühbirne
2 Meter:	Kühlschrank, Leuchtstoffröhre, Halogenleuchte
3 Meter:	Mikrowelle, Umluft-Elektroherd, Spülmaschine
4 Meter:	Trafo für Halogenleuchten, Fernseher, Sicherungskästen

Entsprechend den Empfehlungen des Elektrosmog-Buches unter-
suchte Wolfgang Brinkmann systematisch seine Wohnung und sein
Büro auf gefährliche Quellen und bemühte sich um Abhilfe. Er
besorgte sich dafür zunächst einen Elektrosmog-Detektor namens
„TriFieldMeter", mit dem auch der Laie sich einen Überblick über
die Elektrostreß-Belastung an bestimmten Orten verschaffen kann.
Seinen Untersuchungen zufolge lag eine relativ hohe Belastung im
Schlafzimmer, in der Küche, im Bad und in seinem Büro vor, die er
durch folgende Maßnahmen drastisch reduzieren konnte:

Schlafzimmer

Wenn auch mit Wehmut, verbannte er die timer-gesteuerte HiFi-
Anlage aus dem Regal neben seinem Bett. Diese befand sich ständig im Stand-by-Betrieb, es floß dauerhaft Strom, der ein beträcht-
liches elektromagnetisches Feld aufbaute. Am Kopf eines Schlafenden, zumal bei einem Abstand von weniger als einem Meter, bedeutet dies eine starke Belastung.

Auch ein Radiowecker ist in dieser Hinsicht nicht viel besser. Am
besten läßt man sich statt nach Hi-Tech-Methode durch einen einfachen batteriebetriebenen Wecker oder, noch gesünder, mit einem
aufziehbaren Wecker aus dem Schlaf holen.

Wer morgens oder abends partout nicht auf Stereoklänge verzichten
will, sollte zumindest zwischen sich und der Anlage mitsamt Boxen
den größtmöglichen Abstand einhalten.

Auch Fernseher gehören nicht ins Schlafzimmer! Wolfgang Brinkmann konnte sich dazu durchringen, sein Schlafzimmergerät einer
studierenden Nichte zu schenken.

Glücklicherweise hatten die Brinkmanns ihre Federkernmatratzen
bereits gegen Latexmatratzen ausgetauscht. Die Federn bestehen
nämlich aus Stahl, der Elektrizität leitet und starke elektrische Felder verstärkt, wie sie etwa von einem Fernseher ausgehen. Desglei-
chen verursachen auch die Kabel von elektrisch beheizten Wasser-

*Auch Radiowecker
sind Elektrosmog-
quellen, daher sind
batteriebetriebene
oder aufziehbare
Wecker besser.*

betten oder Betten, die man per Elektromotor in der Höhe verstellen kann, elektrische Felder, denen der Körper über viele Stunden ausgesetzt ist.

Um Stromkabel bauen sich elektromagnetische Felder auf, so daß man diese möglichst weit vom Kopfbereich des Schläfers entfernt verlegen sollte. Überlegen Sie sich also genau, ob Sie wirklich ein Bett mit integrierter Konsole brauchen, in die elektrische Geräte, Nachttischlampen, gar Halogenlampen mit Trafo eingebaut sind. Ein solches Bett mag schick aussehen, aber den tiefen erholsamen Schlaf finden Sie darin nicht.

Halogenlampen: Energiesparen ist nicht immer gesund

Halogenlampen vermindern zwar die elektrische Spannung, aber erhöhen die Belastung durch Magnetfelder.

Wolfgang Brinkmann brachte es nicht über sich, die teuren Halogenlampen gegen normale Lampen mit Glühbirnen auszutauschen, obwohl ihm durchaus einleuchtete, daß gerade mit den sogenannten Halogen-Sparlampen zwar die elektrische Spannung vermindert, dafür aber die mindestens ebenso gefährliche Belastung durch magnetische Felder erhöht wird. Ganz besonders stark ist diese in der Nähe der Transformatoren.

Wolfgang Brinkmanns Minimallösung bestand darin, die Lampe so anzuordnen, daß der Transformator an der vom Bett am weitesten entfernten Stelle angebracht war; auch die einzelnen Lampen wurden so versetzt, daß ein Mindestabstand von zwei Metern zum Kopfende gewahrt war. Zudem ersetzte er die Doppelkabel, mit denen alle Halogenlampen in seiner Wohnung installiert waren, durch sogenannte verdrillte Kabel, die wirkungsvoll die Magnetfeldbelastung reduzieren.

Da elektronische Dimmer Lampen niemals vollständig ausschalten, erzeugen sie dauerhaft elektromagnetische Felder. Herr Brinkmann tauschte, soweit möglich, alle Dimmer gegen gewöhnliche Schalter aus.

Lösungen auf einen Blick

- Alle nachts nicht benötigten Geräte stromfrei schalten, d.h. Netzstecker herausziehen oder eine Mehrfachsteckdose verwenden, die man mit Knopfdruck abschalten kann
- Statt Doppelkabel die besser abschirmenden verdrillten Leitungen benutzen
- HiFi-Anlage, Boxen, Radiowecker durch Batteriewecker oder mechanischen Wecker ersetzen; mindestens aber einen Abstand von zwei Metern zum Schlafenden einhalten
- Federkernmatratze durch Latexmatratze ersetzen
- Metallfreie Bettgestelle verwenden
- Zu Wasserleitungen oder Heizungsrohren in der Wand einen Sicherheitsabstand von mindestens einem Meter einhalten
- Halogenlampen mitsamt Trafo durch herkömmliche Glühlampen ersetzen oder größtmöglichen Abstand zwischen Trafo und Bett (4 m) und Lampen (mindestens 2 m) einhalten.
- Dimmer durch Schalter ersetzen
- Fernseher aus Schlafzimmer verbannen
- Auf elektrische Heizdecke verzichten (höchstens zum Vorwärmen geeignet)
- Die elektromagnetischen Felder beachten, die durch die Wand von Nachbarzimmern eindringen.

Küche

Die Küche ist innerhalb einer Wohnung ein besonders stark belasteter Ort. Nicht selten befindet sich die Hausfrau inmitten eines geballten Strahlenbombardements, das von einer Vielzahl an elektrischen Geräten ausgeht: Kühl- und Gefrierschrank, Spülmaschine, Elektroherd, Mikrowelle, Kaffeemaschine, Mixer, Toaster, Eierkocher, Küchenmaschine ...

Aber nicht nur die Hausfrau ist hier gefährdet, sondern die ganze

Die Vielzahl elektrischer Geräte in der Küche gefährdet nicht nur die Hausfrau durch die extreme Strahlung.

Familie, sofern die Küche gleichzeitig Eß- und Wohnraum ist und man sich dort häufig in geringer Nähe zu den Strahlenschleudern aufhält. Menschen, die über Jahre hinweg starker Strahlenbelastung ausgesetzt sind, entwickeln eine hohe Elektrosensibilität, d.h. sie werden gegenüber Elektrosmog immer empfindlicher.

Wie entschärften die Brinkmanns die Strahlenbelastung in der Küche? Zunächst einmal wurde die Mikrowelle abgeschafft. Sie war ohnehin mehrere Jahre alt und schloß mit hoher Wahrscheinlichkeit nicht mehr dicht, so daß gefährliche Strahlen während des Betriebs aus dem Gehäuse nach außen drangen. Darüber hinaus kannte Frau Brinkmann verschiedene warnende Berichte, denen zufolge die Vitalstoffe in den Lebensmitteln durch Mikrowellenbestrahlung zerstört würden und diese keinen Nährwert mehr hätten.

Die Gefriertruhe kam in den Keller, wo sie als Dauerverbraucher den geringsten Strahlungsschaden anrichten konnte.

Nutzen Sie die Zeit, in der niemand da ist!

Aber für Waschmaschine, Trockner, Spülmaschine, Kühlschrank und E-Herd gab es räumlich keine Alternativen, zumal die drei letztgenannten Geräte in den Küchenblock integriert waren. Die Brinkmanns beschlossen, die in der Küche befindlichen großen Elektrogeräte nur noch dann einzuschalten, wenn sich niemand in der Küche aufhielt: entweder am Vormittag oder abends. Das ist in ihrem Fall glücklicherweise möglich, denn hinter der Küchenzeile befindet sich das Bad. Wäre hinter der Wand hingegen ein Schlafzimmer, gar ein Bett, müßte man weitere Vorsichtsmaßnahmen ergreifen.

Die großen Elektrogeräte in der Küche sollte man nur betreiben, wenn niemand im Raum ist.

Weniger bedenklich sind die kleinen Küchengeräte wie Toaster und Kaffeemaschine; allerdings sollte man den elektrischen Mixer weitgehend durch einen Schneebesen ersetzen, was häufig, wie z. B. im Falle von Schlagrahm, kein großes Problem darstellt.

100

Lösungen auf einen Blick

- E-Herd möglichst durch Gasherd (ohne Stromanschluß) ersetzen
- Gefriertruhe möglichst in Kellerraum aufstellen
- Geschirrspüler, Waschmaschine und Trockner einschalten, wenn niemand im Raum ist
- keine Mikrowelle benutzen
- Mixer durch Schneebesen ersetzen

Badezimmer

Auch im Bad spielen sich täglich wahre Dramen ab, von denen wir nichts ahnen: Die alltäglichen Hilfsmittel, mit denen wir uns pflegen, sind in Wahrheit getarnte Krieger, die ungestört unseren Körper angreifen und langfristig unsere Gesundheit schädigen können. Hätten Sie etwa gedacht, daß die elektrische Zahnbürste, ein doch wegen sehr gründlicher Zahnreinigung gepriesenes Gerät, sich in Wahrheit als ein recht hinterhältiger Angreifer entpuppt? Nicht nur erzeugt die eingeschaltete Zahnbürste ein starkes magnetisches Feld, sondern dieses wird zudem noch im Mund, also *im Kopf*, aufgebaut! Für das sensible Zahnfleisch, zumal wenn es durch Amalgam belastet wird, ist dieser elektromagnetische Angriff das reinste Gift. Die ohnehin durch Fehlernährung, Streß und toxische Umwelteinflüsse verbreitete Neigung zur Parodontose wird dadurch noch verstärkt. Sie glauben, durch besonders gründliche Mundhygiene dem gefürchteten Zahnfleischschwund Einhalt zu gebieten, und statt dessen fördern Sie ihn in aller Ahnungslosigkeit.

Ähnlich ungünstig ist der elektrische Rasierapparat. Eingeschaltet erzeugt er gleichfalls ein starkes elektromagnetisches Feld in Kopfnähe und stellt somit einen hohen Risikofaktor dar. Übrigens entstehen auch durch Aufladung der zum Rasierapparat und der elektrischen Zahnbürste gehörenden Akkus in den Ladestationen bedeutende elektromagnetische Felder.

Die elektrische Zahnbürste erzeugt ein starkes Magnetfeld, das im Kopf aufgebaut wird.

101

Gleiches gilt für den elektrischen Haarfön, den man aus doppeltem Grund nicht benutzen sollte: Er erzeugt ein beachtliches elektromagnetisches Feld – in Kopfnähe –, und trocknet zudem Kopfhaut und Haare aus.

Die bisher genannten Verfahren und Geräte lassen sich problemlos durch ungefährliche Methoden ersetzen. Anders verhält es sich bei einem im Badezimmer installierten Nachtstrom-Elektroboiler, der nicht nur im Bad, sondern auch durch die Wände hindurch ein starkes elektromagnetisches Feld aufbaut, besonders während der aktiven Aufladezeit in der Nacht. Die einzig wirkliche Abhilfe besteht in der Nutzung einer alternativen Heizungsart, was allerdings sehr aufwendig und schwer zu realisieren ist.

Lösungen auf einen Blick

Im Bad kann man weitgehend auf Elektrogeräte verzichten.

- Herkömmliche statt der elektrischen Zahnbürste benutzen
- Naßrasur statt Rasur mit elektrischem Rasierapparat
- Haare an der Luft trocknen lassen, anstatt sie zu fönen
- Auf Heizstrahler verzichten, zumindest Abstand von zwei bis drei Metern einhalten
- Elektrischen Nachtstromboiler durch andere Heizart ersetzen, zumindest einen Abstand von fünf Metern zu Schlafstellen einhalten.

Büro

Kaum ein Arbeitsplatz ist heute noch ohne Personalcomputer ausgestattet. Die langfristigen Auswirkungen dieser Geräte auf die Gesundheit sind naturgemäß noch gar nicht erfaßt. Bekannt sind allerdings die relativ verbreiteten Augen- und Hautreizungen, unter denen PC-Dauerbenutzer leiden. Diese rühren von dem elektrostatischen Feld her, das durch die Hochspannung am Monitor entsteht. Zusätzlich bauen sich elektromagnetische Felder auf, die den

Organismus noch mehr schädigen als z. B. ein Fernsehgerät, da der Abstand zwischen Bildschirm und PC-Anwender sehr viel geringer ist.

Noch schlimmer aber ist die Abstrahlung von der zumeist nicht abgeschirmten Rückseite des Monitors, die beispielsweise gegenüber sitzende Mitarbeiter trifft. Dies ist zwar in Wolfgang Brinkmanns Büro nicht der Fall; dennoch mußte dort eine wesentliche Veränderung vorgenommen werden: Alle Schreibtische waren aus Metall. In speziellen Kabelschächten wurden die Zuleitungen zu den diversen elektronischen Geräten versteckt. Doch bedeutete diese äußerlich elegante Lösung, daß die Schreibtische als Verstärker für magnetische Felder dienten. Sie sollten also durch Holzschreibtische ersetzt werden – was sich in Wolfgang Brinkmanns Büro sowohl aus Kosten- als auch technischen Gründen nur schwer realisieren läßt.

Pflanzen hemmen Elektrosmog

Zumindest aber wurden als erste und einfachste Lösung viele Pflanzen angeschafft und in der Nähe aller Elektrosmogschleudern aufgestellt, um die Luftfeuchtigkeit zu erhöhen und so das Raumklima zu verbessern.

Zimmerpflanzen erhöhen die Luftfeuchtigkeit, verbessern das Raumklima und hemmen so Elektrosmog.

Drucker und Faxgeräte, die ständig eingeschaltet sind, erhielten neue Stellplätze im Abstand von einigen Metern zu den Arbeitsplätzen.

Ein Wort zur Beleuchtung: Viele Büros sind aus Kostengründen mit Leuchtstoffröhren, sogenannten Neonlampen, ausgestattet, die wenig Strom verbrauchen.

Diese Beleuchtungsart aber geht zu Lasten der Menschen, die sich unter diesen Röhren aufhalten. Sie erzeugen nämlich ein Magnetfeld, das mindestens die zwanzigfache Stärke einer normalen 60-Watt-Glühbirne aufweist.

103

Lösungen auf einen Blick

- Leuchtstoffröhren gegen Glühlampen austauschen
- Viele Grünpflanzen aufstellen
- Metallschreibtische durch Holzschreibtische ersetzen
- Drucker, Fax-, Kopiergeräte möglichst weit entfernt von den Arbeitsplätzen aufstellen
- PCs so aufstellen, daß seitlich oder rückwärtig aus dem Monitor austretende Strahlung keine Menschen bzw. (zu Hause!) keine Schlafplätze trifft

Wichtige Punkte, die es im Zusammenhang mit Elektrosmog zu beachten gilt

Nicht nur aufgrund eines qualitativ schlechten Programms, sondern auch aus gesundheitlichen Gründen sollte man wenig fernsehen.

TV: Unabhängig von der zweifelhaften Qualität der meisten Fernsehprogramme sollte man auch aus gesundheitlichen Gründen so wenig wie möglich fernsehen. Eine Fernsehbildröhre erzeugt nicht nur elektromagnetische, sondern auch Mikrowellen- und Röntgenstrahlen. Zudem geht vom Fernseher ein elektrostatisches Feld aus, das für ein ungesundes Raumklima verantwortlich ist.

Wenn man fernsieht, sollte man folgende Punkte beachten:

- Die stärkste Strahlung geht von der Bildschirmmitte aus. Setzen Sie sich also nicht direkt vor den Fernseher, sondern etwas seitlich.
- Der Mindestabstand zum Fernseher sollte vier Meter, bei einem großen Bildschirm fünf Meter betragen.
- Das elektrostatische Feld rings um das Gehäuse verschlechtert das Raumklima. Pflanzen sorgen für ausreichende Luftfeuchtigkeit.
- Noch Stunden, nachdem das Gerät in Betrieb war, besteht eine hohe Spannung in der Bildröhre. Daher sollte man nicht in der Nähe eines Fernsehers schlafen.

- Wird der Fernseher nicht benutzt, sollte man den Stecker aus der Steckdose ziehen.

Videogame-PC: Hiervon geht die gleiche Gesundheitsbelastung aus wie von einem TV-Gerät.

Staubsauger: Ist nicht nur eine Staub-, sondern auch eine Elektrosmogschleuder. Benutzen Sie den Staubsauger nicht länger als täglich eine Viertelstunde. Schalten Sie das Gerät aus, wenn Sie es nicht benutzen, und saugen Sie nicht in der Nähe von kleinen Kindern.

Handy: Benutzen Sie möglichst das herkömmliche Telefon. Wenn Sie unterwegs auf das Handy angewiesen sind, tragen Sie es nicht am Körper: Sowohl die Augen als auch die Hoden werden durch hochfrequente Strahlung geschädigt, grauer Star und Impotenz beziehungsweise männliche Sterilität können die Folge von eindringenden Strahlen sein, die das Gewebe erwärmen.

Auf das allseits beliebte Handy sollte man möglichst verzichten.

Nach all diesen Veränderungen prüfte Wolfgang Brinkmann nochmals mit dem Elektrosmog-Detektor die Belastung in seiner Wohnung und an der Arbeitsstelle. Mit Genugtuung nahm er eine deutliche Verbesserung der Situation wahr. Der von ihm zur Überprüfung gebetene Baubiologe konnte dies nur bestätigen.

Dieser Erfolg beflügelte Wolfgang Brinkmann. Längst schon nahm er die Gefahren, die von einer vergifteten Umwelt ausgehen, nicht mehr auf die leichte Schulter. Dafür war er selbst von zu vielen Negativsymptomen betroffen, wie er allmählich erkannte. Die Reduzierung der Elektrostressoren in seiner Umgebung war ein erster Erfolg auf dem Weg zu einer natürlichen, gesunden Lebensweise – aber noch hatte er einiges vor sich.

Der einsame Kampf gegen das Nikotin

„Rauchen aufgeben ist leicht;
ich habe es schon hundert Mal gemacht."
Sigmund Freud

Jeder Raucher weiß um die gesundheitlichen Risiken, doch viele können nicht aufhören.

Sigmund Freud starb letztlich an den Folgen seiner Nikotinsucht, von der er nicht loskam. Kaum einem Suchtraucher ist das hohe gesundheitliche Risiko des Rauchens unbekannt, und doch fällt es vielen so schwer, sich von dem Laster zu lösen. Wer jahrelang regelmäßig geraucht hat, weiß, daß die Zigarettenindustrie ihn fest im Griff hat. Der Entzug ist sehr anstrengend, psychisch wie physisch.

Methoden der Nikotinentwöhnung

Wolfgang Brinkmann war schon mit unterschiedlichen Methoden vertraut:

Als junger Mann hatte er sich ein Mittel spritzen lassen, das einen so starken *Ekel* gegen Nikotin hervorruft, daß man nicht mehr rauchen mag. Bei ihm jedoch hatte es nichts geholfen: Er hatte zwar den Ekel empfunden, aber trotzdem gegen diese Aversion angeraucht, was er als extrem entmutigend empfunden hatte.

Eine später erfolgte *Ohrakupunktur* hatte sich zunächst bewährt: Drei Wochen lang hatte er keine Zigarette angerührt, dann aber war er rückfällig geworden.

Nikotinkaugummis, bei denen man das Gift über den Kaugummi zu sich nimmt, hatten ihn zwar am Rauchen gehindert; sobald er aber nicht kaute, mußte er wieder rauchen. Durch die Kaugummis war der Suchtkreislauf nicht unterbrochen, sondern nur verlagert. Außerdem schmeckten sie ihm scheußlich.

Und natürlich hatte er es, wie so viele andere, vergeblich mit schrittweiser *Reduktion* versucht und all die schönen Empfehlungen ausprobiert, die er zwar als sinnvoll einstufte; sich selbst aber hielt er für deren Beachtung zu schwach.

106

Tips zur allmählichen Nikotinentwöhnung

- Nicht auf leeren Magen rauchen
- Auf eine leichtere Marke umsteigen
- Nicht mehr inhalieren
- Anstatt zu rauchen, einen Schluck Wasser trinken, Magnesium einnehmen oder Obst essen
- Wohnung und Arbeitsplatz rauchfrei halten
- Sich überall in Nichtraucherbereiche begeben, z. B. im Zug
- Viel bewegen.

Trotz allen vorherigen Scheiterns wollte Wolfgang Brinkmann einen letzten Versuch machen, von der Teufelsdroge loszukommen. Ihn ärgerte es seit langem, daß er als Raucher offensichtlich berufliche Nachteile hatte. Das gesellschaftliche Image von Rauchern und Nichtrauchern schlug mittlerweile deutlich zugunsten letzterer um. Abgesehen davon spürte er zunehmend, wie die Rauchsucht ihn körperlich belastete: Er war kurzatmig, hatte einen hohen Blutdruck, Krampfadern in den Beinen, seine Haut war fahl, und vor allem führte er seine starke Nervosität auf sein Laster zurück. Und als er dann noch ausrechnete, wieviel er als Nichtraucher monatlich sparen konnte, war es beschlossene Sache, daß er es ein letztes Mal versuchen wollte, und zwar mit Hilfe der Nikotinpflaster.

Das Rauchen wirkt sich auch körperlich aus: Kurzatmigkeit, hoher Blutdruck, Krampfadern, fahle Haut, Nervosität.

Eine gelungene Raucherentwöhnung

Tatsächlich können wir hier einen erfolgreichen Entzug darstellen, dies sei gleich vorweg gesagt.

Um es sich nicht allzu schwer zu machen, begann Wolfgang Brinkmann seine Karriere als Nichtmehr-Raucher im Urlaub. Hier unterlag er nicht dem Diktat der alltäglichen Gewohnheiten. Als bis dahin starker Raucher begann er mit den größten Pflastern: Täglich klebte er sich ein mit Nikotin angereichertes Pflaster auf den Ober-

*Das Nikotinpflaster
führt dem Körper
über die Haut Niko-
tin zu.*

arm. Bei dieser Methode wird dem Körper Tag und Nacht über die Haut Nikotin zugeführt, so daß der Pegel gleichbleibend ist. Der Suchtkreislauf wird durchbrochen, denn die Zufuhr läßt sich nicht steuern. Wichtig beim Gebrauch der Nikotinpflaster ist, daß man diese täglich auf eine andere Stelle klebt, da es sonst zu Hautreizungen bis hin zu Nekrosen kommen kann.

Das Pflaster war ein Erfolg!

Die Umstellung vom Rauchen aufs Pflaster empfand Wolfgang Brinkmann als weniger anstrengend als erwartet. Manchmal spürte er einen „nervösen Strudel" im Bauch, der auch Auswirkungen auf seine Darmtätigkeit hatte. Aber das Bedürfnis nach einer Zigarette empfand er nicht. Nach zwei Wochen stieg er bereits auf die nächstkleinere Dosis um.

Als er auch dies relativ gut vertrug – abgesehen von verstärktem Bauchkribbeln in den anschließenden fünf Tagen –, wurde er übermütig und klebte sich eines Morgens das Pflaster einfach gar nicht mehr auf den Arm. Den ganzen Tag über spürte er keinen Unterschied. Er hatte keine Lust zu rauchen, und er hatte kein Pflaster mehr. Wunderbar! Er hatte es geschafft. Doch seine Freude war verfrüht, denn mitten in der Nacht wachte Wolfgang Brinkmann mit starken Entzugserscheinungen auf: Er hatte Schweißausbrüche und Schüttelfrost, ihm war hundeelend. Tief erschüttert von dem Ausmaß seiner Sucht klebte er sich schnell ein Pflaster auf den Arm, woraufhin es ihm bald besser ging.

Abgesehen von diesem Einbruch vollzog sich die Entwöhnung wirklich erfreulich. Zwar verstärkte sich das nervöse Bauchkribbeln bei jeder weiteren Umstellung auf ein kleineres Pflaster beziehungsweise zuletzt auf ein Leben ohne dieses Hilfsmittel. Aber damit konnte Wolfgang Brinkmann leben, zumal ihn der Stolz über seine Willensstärke sehr unterstützte. Nach drei Monaten hatte er es dann wirklich geschafft.

Wie man den Nichtmehr-Raucher unterstützen kann

Die Umstellung vom Rauchen zum Nichtrauchen kann je nach Menge des vorher zugeführten Nikotins Kreislauf und Nervensystem erheblich belasten. Vielfältige Entzugserscheinungen erschweren es dem Nichtmehr-Raucher durchzuhalten.

Zur körperlichen Unterstützung eignen sich „Crataegus", ein pflanzliches Herz- und Kreislaufmittel, und „Gingko biloba" zur Regeneration und Erfrischung. Die Entgiftungsfunktion der Nieren sollte gleichzeitig durch zwei Tassen Nierentee, morgens und nachmittags getrunken, angeregt werden. Mit Bittermitteln wie Tees, Extrakten und Säften aus Löwenzahn, Wermut, Artischocken oder Mariendisteln werden Leber und Galle gestärkt, die ebenfalls eine wichtige Aufgabe im Entgiftungsprozeß haben.

Zur Nervenberuhigung haben sich Kava-Kava-Mittel, abendlich getrunkener Baldriantee, zusätzliche Vitamine des B-Komplexes sowie eine hohe Vitamin-C-Dosierung und das biochemische Magnesium phos. D 6 bewährt.

Zum Abhusten von Schleim in den Bronchien aktiviert man die Thymusdrüse durch tägliche Farblichtbestrahlung mit Lemon (gelbgrün, siehe Buchumschlag) sowie durch Klopfen mit den Fingerspitzen auf die Thymusdrüse (dreimal täglich drei Minuten).

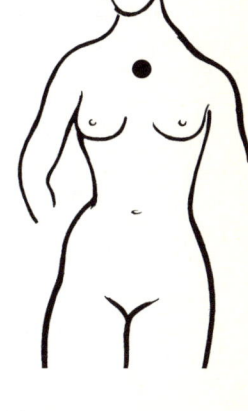

Abb. 3: Die Thymusdrüse wird mit Lemon bestrahlt.

Fragen Sie nach den Ursachen der Sucht!

Süchte haben zumeist einen emotionalen Hintergrund. Ursachen für die Nikotinsucht können beispielsweise Streß, das Bedürfnis nach Liebe, Enttäuschungen, geringe Selbstsicherheit o. ä. sein. Für die Entwöhnung ist es sinnvoll, die individuelle Ursache zu ermitteln. Die Bach-Blüten bieten dabei eine Möglichkeit, das Urvertrauen zu stärken und gegen Ängste oder Sorgen anzugehen.

Naturheilkundliche Behandler können auch pflanzliche Tinkturen verordnen, die sie dem Typ entsprechend zusammenstellen.

> ### Pflanzliche Tinktur zur Unterstützung des Nikotinentzugs
>
> - 10 g Ignatia D 6
> - 10 g Lobelia D 4,
> - 10 g Taraxacum D 4,
> - 10 g Lycopodium D 4,
> - 20 g Extr. Hyperici fl.,
> - 20 g Plantago
> - 20 g Extr. Crataegi fl.
>
> Diese Mischung ist eher für still leidende Frauen gedacht. Wolfgang Brinkmann wurde ebenfalls eine Tinktur verschrieben, die anstelle von Ignatia D 6 10 g Nux vomica D 6 enthielt.
> Von dieser Tinkturenmischung nahm er drei Wochen lang dreimal täglich 21 Tropfen ein.

Frau Brinkmann besorgte das ätherische Öl Sassafras, das den Nikotinentwöhnungsprozeß hilfreich unterstützt. Sie tropfte das Öl in Duftlampen und stellte zusätzlich mit dem ätherischen Sassafrasöl getränkte poröse Duftsteine auf. Zudem sorgte sie für eine verstärkte Versorgung mit Vitamin C und den B-Vitaminen.

Raucher brauchen Vitamin C

Raucher und »frische« Nichtraucher benötigen dreimal mehr Vitamin C als Nichtraucher.

Normalerweise brauchen Raucher dreimal mehr Vitamin C und Magnesium als Nichtraucher. »Frische« Nichtmehr-Raucher brauchen über einen Zeitraum von einer bis zu vier Wochen eine extrem hohe Vitamin-C-Zufuhr (300 mg täglich). Frau Brinkmann kaufte also Acerola-Tabletten im Reformhaus, da diese einen besonders hohen Gehalt an Vitamin C haben. Ohnehin setzte sie Vitamin-C- und -B-haltige Lebensmittel an die oberste Stelle auf dem Speiseplan ihres Mannes.

110

Lebensmittel mit hohem Vitamin-C-Gehalt

- Obst: Zitrusfrüchte (Orangen, Zitronen usw.), Acerola-Kirschen, Erdbeeren, schwarze Johannisbeeren, Hagebutten, Kiwis, Cantaloup-Melonen, Sanddorn, Mangos, Äpfel
- Gemüse: Kartoffeln, Tomaten, Fenchel, Brokkoli, Paprika,
- alle grünen Salate
- Meerrettich
- alle frischen Küchenkräuter, insbesondere Petersilie
- Nüsse, Sprossen und Keime

Vitamin C bindet sowohl Schadstoffe des Zigarettenrauchs als auch Umweltgifte wie Blei und wird dann zusammen mit diesen aus dem Körper ausgeschieden. Raucher, Nichtmehr-Raucher und allgemein Gestreßte brachen besonders viel Vitamin C. Es stärkt zudem das Immunsystem und wirkt als Antioxidans und als Fänger der gefährlichen Freien Radikale dem Krebs entgegen.

Vitamin C stärkt das Immunsystem und wirkt als Antioxidans dem Krebs entgegen.

Lebensmittel mit hohem Vitamin B-Gehalt

Zu den Vitaminen des B-Komplexes gehören z. B. Biotin, Folsäure, Cholin, Bioflavonoide u.a. Die meisten B-Vitamine sind in folgenden Nahrungsmitteln enthalten:

- Bierhefe (ein Löffel deckt den Tagesbedarf, nicht mitkochen)
- Milch und Milchprodukte
- Geflügel
- Vollkorn, Haferflocken, Weizenkeime, Nüsse
- vielen Obst- und Gemüsesorten

Auch wenn die einzelnen B-Vitamine unterschiedliche Funktionen erfüllen, können sie insgesamt als Gehirn- und Nervennahrung und als Energielieferanten gelten, die bei Verdauungsprozessen, für Augen, Mund, Haut und Leber wichtig sind. Alkoholiker brauchen man verstärkt die Vitamine des B-Komplexes.

Zur Verbesserung der Durchblutung unternahmen Wolfgang und Margot Brinkmann regelmäßige Spaziergänge an frischer Luft, was nicht nur ihrer Gesundheit, sondern auch ihrer Beziehung guttat.

Sie befolgten beide den Rat, die Gewebedurchblutung durch tägliches Massieren der gesamten Körperhaut mit einer Bürste oder einem Luffa-Handschuh zu unterstützen.

Beim Bergwandern werden Giftstoffe durch das Schwitzen ausgeschieden.

Insbesondere sollten sie möglichst oft Bergwanderungen am Wochenende unternehmen, damit sie beim Aufstieg ins Schwitzen kämen und so Giftstoffe leichter ausscheiden konnten. Die reine Bergluft hat zudem den Vorteil, daß gleichzeitig das Blut mit viel Sauerstoff angereichert wird und viele rote Blutkörperchen produziert.

Wie happy ist der Happy-Hour-Trinker?

Gott gebe mir die Gelassenheit, Dinge hinzunehmen,
die ich nicht ändern kann,
den Mut, Dinge zu ändern, die ich ändern kann,
und die Weisheit, das eine vom anderen zu unterscheiden.

Ist „Happy Hour" nicht eigentlich ein ziemlich infamer Begriff für die Stunde am späten Nachmittag, etwa nach der Arbeit, wo man sich mit einem Glas Alkohol „entspannt" und glücklich fühlt? Suggeriert dieser zugegebenermaßen teuflisch geschickt gewählte Werbespruch nicht, daß man sich eigentlich nur zu einer bestimmten Tageszeit froh fühlt, nämlich dann, wenn man endlich trinkt?

Regelmäßiger, nachmittäglicher Alkoholgenuß nicht nur als salonfähiges Ritual, sondern geradezu als Insider-Sitte: Wer sich nicht den lässigen Drink (Whiskey, Brandy, Cognac, Wodka für den Herrn und der derzeit beliebte Prosecco oder Champagner für die Dame) leistet, ist hoffnungslos altmodisch und langweilig. Dies zumindest will uns die derzeitige Happy-Hour-Werbung suggerieren, und viele fallen darauf herein. Eines aber steht fest: Wer früh am Tag Alkohol konsumiert, zumal in der frohen Voraussicht, daß an diesem Tag nur noch Freizeit vor ihm liegt, der läßt es kaum bei einem Glas bewenden.

Alkohol ist eine Sucht wie das Rauchen, und zwar eine, von der man noch härter in die Zange genommen werden kann.

Wie wappnen wir uns dagegen?

Betrachten wir hier zwei Strategien: Die eine zur Vorbeugung gegenüber der Alkoholsucht, die andere, um sich aus ihrem Würgegriff zu befreien.

Vorbeugende Maßnahmen

Wer kein gewohnheitsmäßiger Alkoholtrinker ist, kann sich dem dauerhaften Zeitgeistpostulat der „Happy Hour" leicht entziehen, indem er (oder sie) das Getränk selbst bestimmt: Warum sollte der Entspannungsdrink nach der Arbeit Alkohol enthalten? Wie wäre es statt dessen mit einem frisch gepreßten Fruchtsaft? Wählen Sie täglich eine Frucht in der Farbe, die Ihnen in dem Moment am liebsten ist. Freuen Sie sich schon auf Ihre Happy Hour.

Der Entspannungsdrink nach der Arbeit muß nicht unbedingt Alkohol enthalten.

Falls Sie sich tatsächlich mit Ihrem Getränk entspannen wollen, so können Sie das auch ohne Alkoholzusätze tun. Milch ist ein wahrer Wohlfühltrunk, den Sie in vielen Variationen zu sich nehmen können – von der angewärmten Honig-, Vanille- oder Zimtmilch bis hin zum Milch-Shake mit diversen Früchten oder eisgekühltem Kakao. Mit Kräutern gewürzte Dickmilch oder verdünnter Joghurt können einem für die freie Zeit am Tag einen Energieschub geben. Die italienische und französische Apéritifkultur hat eine Reihe wohlschmeckender alkoholfreier Apéritifs in allen Farben hervorgebracht, die eine erfrischende, prickelnd belebende oder wohltuend entspannende Wirkung haben können, wie z. B. das SanBitter oder Minzsirup in Sprudelwasser.

Schrittweise Alkoholentwöhnung

Was aber macht ein regelmäßiger Alkoholtrinker, der bereits zu einer bestimmten Uhrzeit nervös wird, weil er den „Stoff" braucht oder sich zumindest einbildet, nicht ohne Alkohol auszukommen?

Wolfgang Brinkmann war an diesem Punkt, als er beschloß, auch seinen, mittlerweile als Suchtfaktor akzeptierten Alkoholkonsum stark zu drosseln. Aber ein solcher Beschluß ist leichter gefaßt, als in die Tat umgesetzt.

Die Alkoholentwöhnung erfordert Geduld und Kraft.

Geduld und Kraft waren hier ebenso erforderlich wie bei der Nikotinentwöhnung. Wolfgang Brinkmann hatte hier bereits einen großen Vorteil: Die bereits gemachte positive Erfahrung seiner Standhaftigkeit hatte seine Selbstsicherheit gestärkt und ihn mit neuer Kraft erfüllt.

Einige hilfreiche Regeln bei der Alkoholreduktion

- Hochprozentige Getränke meiden
- So spät wie möglich abends das erste Glas Alkohol trinken
- Zur Erfrischung Wasser, Apfelsaftschorle oder Leichtbier trinken
- Alkoholfreie Getränke ausprobieren
- Die Lust auf Alkohol durch körperlich anstrengende Ersatzhandlungen ablenken
- Zum Essen ein Glas Bier oder Wein sind manchmal erlaubt, aber den Durst sollte man mit Wasser oder Tee löschen
- Vor dem Schlafengehen warme Milch, Hopfen- oder Johanniskrauttee (möglichst mit Magnesium Nr. 7 phos. D 6) trinken

---

Begleitende Maßnahmen

Bei Wolfgang Brinkmann wurde anfangs homöopathisch Alkohol ausgeleitet. Zum Leberaufbau erhielt er Vitamin-B-Präparate sowie Magnesium phos. D 6 nach Dr. Schüssler, das ein starkes Lebenssalz gegen Süchte aller Art ist. Hiervon nahm er abends mindestens sieben Tabletten mit heißer Flüssigkeit zu sich. Gegen die Sucht wurde er zudem am Ohr punktiert.

Zur Blutreinigung und Leberentgiftung ließ er sich in der Apotheke folgende Teemischungen zubereiten.

Teemischung zur Blutreinigung

Tausendgüldenkraut	20 g
Anissamen	15 g
Fenchelsamen	15 g
Erdrauchblätter	30 g
Süßholzwurzel	10 g
Faulbaumrinde	10 g

Von dieser Mischung überbrüht man einen Teelöffel pro Tasse. Über einen Zeitraum von maximal sechs Wochen täglich zweimal eine große Tasse trinken.

Teemischung zur Leberentgiftung

Mariendistelsamen	30 g
Löwenzahnblätter und -wurzeln	20 g
Boldoblätter	20 g
Kümmel	15 g
Anis	15 g

Von dieser Mischung überbrüht man 1 TL pro Tasse und trinkt drei bis sechs Wochen lang mittags und abends je eine Tasse.

Von Ingrid Kraaz von Rohr erhielt Wolfgang Brinkmann einen besonderen Tip, den er als sehr hilfreich empfand: Wenn er abends nervös wurde und ihn der Durst auf Bier, Wein oder etwas Stärkeres packte, trank er ein großes Glas Wasser, das zuvor auf einem blauen Farbuntersetzer stand. (Man kann natürlich auch Wasser aus

Abbildungen 4:
Diese Punkte sind mit
der Farbe Blau zu
bestrahlen. Ersatz-
weise kann man sie
mit dem Ende eines
Kugelschreibers
andrücken.

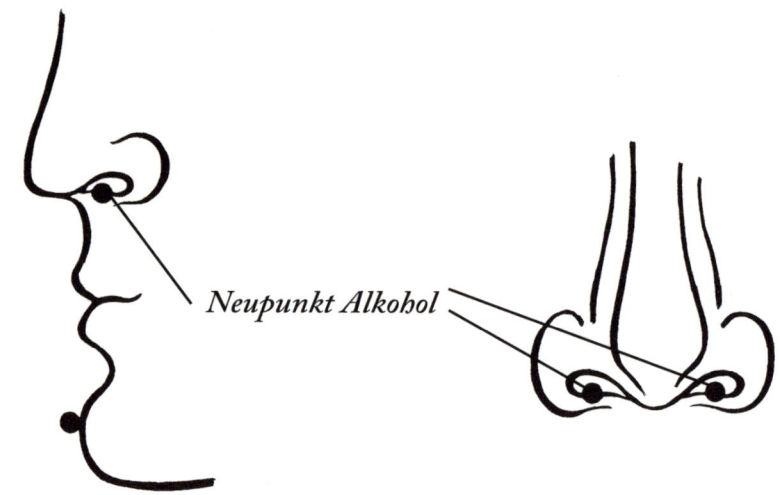

Neupunkt Alkohol

Abbildung 5:
Diese Punkte spielen
bei der Behandlung
von Alkoholsucht
durch einen Akupunk-
turspezialisten eine
Rolle. Jeder Punkt hat
eine fein differenzierte
Bedeutung.
Achtung! Die Aku-
punktur gehört in
fachmännische Hände,
sie eignet sich nicht
zur Selbstanwendung!

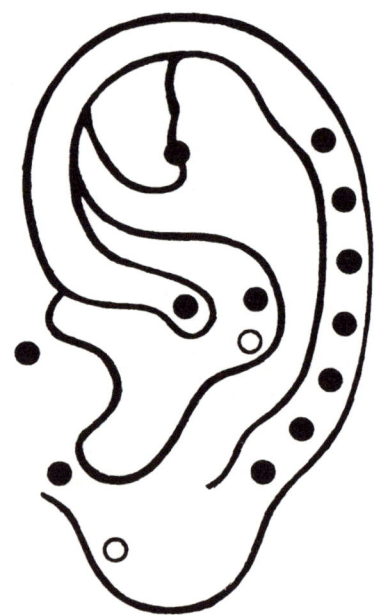

einem blauen Glas trinken.) Dieses Wasser hat die Information der entspannenden Blauschwingungen aufgenommen, so daß sich im Trinkenden schon bald tatsächlich eine Beruhigung bemerkbar macht. Und da der Durst zunächst mit dem Wasser gelöscht wird, verringert sich auch das Bedürfnis, Alkohol zu trinken. Übrigens scheint sich dieses Wissen auch bei Mineralwasserherstellern durchgesetzt zu haben: Immer häufiger sieht man neue, hübsch gestylte Wasserflaschen – aus dunkelblauem Glas.

Besinnung

Süchte manifestieren sich nicht nur auf der körperlichen Ebene; sie sind vor allem auch Ausdruck seelischer Unausgeglichenheit. Wer mit sich im reinen ist, wird nicht ohne weiteres in eine Abhängigkeit gleiten, und wer mit sich wieder ins reine kommt, wird den Absprung aus der Abhängigkeit schaffen. Mit anderen Worten: Es reicht nicht, sich auf ein rein physisches und verhaltenstechnisches Entzugsprogramm zu beschränken, will man von der Zigarette oder dem regelmäßigen Alkoholkonsum loskommen. Auch eine innere Wandlung, eine Rückbesinnung auf die ureigenen, wahren Wünsche, eine Pflege des eigenen Ich und der Seele sind hierfür erforderlich.

Jede Sucht ist auch ein Ausdruck seelischer Unausgeglichenheit.

Entspannungsübung: Zu sich selbst finden

Stärke finden Sie in der Entspannung, losgelöst von den äußeren Zwängen von Beruf und Familie, losgelöst auch von alltäglichem Streß, der Hektik und dem Lärm. In einer regelmäßig aufgesuchten Oase der Ruhe, von der alles Laute und Lärmende ausgeschlossen bleibt, finden Sie endlich einen Hort des Friedens, in dem Sie Kraft und Selbstvertrauen schöpfen. Bereits ein Rückzug von nur 20 Minuten täglich kann wahre Wunder bewirken, wenn sie regelmäßig zur Entspannung, Meditation und inneren Versenkung genutzt werden. Von den vielfältigen Möglichkeiten der Selbstbe-

sinnung möchten wir Ihnen an dieser Stelle die positive Visualisierung vorstellen, die sich zur Ich-Stärkung besonders bewährt hat.

Dem Anfänger fällt es oft schwer, sich auf die inneren Bilder zu
konzentrieren. Hilfreich ist hier eine zuvor praktizierte Entspan-
nungstechnik, die man schnell erlernt, die sogenannte Muskelrela-
xation. Körperliche Anspannung und Verkrampfungen werden wirkungsvoll gelöst, und mit etwas Übung kann man sich in stressigen
Situationen innerhalb von Minuten wieder fit machen.

Muskelrelaxation

Körperliche Anspan-
nung und Ver-
krampfung lassen
sich durch diese
Übung lösen.

Setzen Sie sich bequem auf einen Stuhl, und stützen die Hände auf
die Oberschenkel. Den Kopf lassen Sie leicht hängen, so daß Sie so
die Körperhaltung eines Kutschers annehmen. Sie schließen die
Augen und atmen fünfmal tief durch. Dabei verfolgen Sie den
Atem mit Ihrem inneren Auge.

Atmen Sie nun in jeden Körperteil von unten nach oben . Betrachten Sie erst die in ihm jeweils enthaltene An- und Verspannung. Ihr
Atem hüllt diese Anspannung ein und trägt sie mit aus dem Körper
heraus. Wenn Sie sich also zuerst auf Ihren rechten Fuß konzentrieren, spüren Sie die Verkrampfung in ihm auf. Dann atmen Sie tief
ein und erfüllen den Fuß mit dem Atem. Beim Ausatmen fließt
auch die Anspannung heraus, und der Fuß ist anschließend weich
und entspannt.

Auf den rechten folgt der linke Fuß, dann richten Sie Ihre Aufmerksamkeit auf die Unter- und Oberschenkel. Sie wandern
schrittweise in Ihrem Körper nach oben und entspannen auf die
gleiche Art die Muskulatur in Po, Bauch, Rücken, Brust, Händen,
Armen, Nacken, Hals, Kiefer, Wangen, Schläfen und zum Schluß
die Kopfhaut.

Diese Übung dauert nicht länger als fünf Minuten, dann sind Sie
angenehm entspannt und können Ihre Konzentration auf die
Visualisierung richten.

Positive Visualisierung

Visualisierungen sind ungeheuer kraftvoll. Sie können im Menschen Verhaltensweisen und körperliche Abläufe beeinflussen. Die suggestive Kraft bestimmter Bilder manifestiert sich am eindrucksvollsten in der Gestalt des Fakirs: Er läuft über ein Scherbenmeer und glühende Kohlen, oder er sitzt auf einem Nagelbett, ohne Schmerz zu empfinden.

In bescheidenerem Ausmaß kennen wir alle die Macht der Suggestion: Leicht läuft einem bereits bei dem Gedanken an die Lieblingsspeise das Wasser im Munde zusammen.

Visualisierungen werden auch erfolgreich angewendet, um Krankheitsverläufe positiv zu beeinflussen.

Ebenso stark kann die positive Vorstellung von uns tatsächlich unser Verhalten und unser Selbstbild verändern: Sehen wir uns als starke, sichere, harmonische Menschen, die unabhängig sind von Suchtstoffen, so werden wir auch zu diesem besseren Ich.

Mit einer Visualisierung können wir die Heilung aller Beschwerden beschleunigen.

Visualisieren Sie, wie Sie frei von Süchten sind

Stellen Sie sich vor, Sie sind auf einer Feier. Sie fühlen sich wohl. Gerade hat man etwas sehr Positives über Sie gesagt, und Sie wissen, daß die Würdigung ernst gemeint war.

Man bietet Ihnen eine Zigarette an, aber Sie lehnen dankend ab. Weder Zigaretten noch Alkohol haben eine Bedeutung für Sie, im Gegenteil: Sie empfinden Abneigung gegen diese Suchtstoffe und sind froh, daß Sie einen klaren Kopf und gute Nerven bewahren, auf die Sie sich jederzeit verlassen können.

Visualisieren Sie die Szene in allen wohltuenden Einzelheiten. Sehen Sie sich als respektierte, ausgeglichene Persönlichkeit, die auch im Privaten das große Los gezogen hat: ein rundum glücklicher Mensch.

„Ich bin stark und unabhängig von Suchtmitteln aller Art."

Affirmationen

Zum Abschluß sprechen Sie eine Affirmation, z. B.: „Ich bin stark und unabhängig von Suchtmitteln aller Art." Die Affirmation sollte immer positiv formuliert sein; vermeiden Sie negative Wendungen wie „Ich bin nicht schwach." Denken oder sagen Sie sich diesen Satz mehrmals; wenn Sie allein sind, auch laut. Er sollte zu Ihrem Tagesmotto werden und Sie immer wieder aufbauen.

Wenn die Zellen sauer werden

Mit einem einfachen Streifen aus der Apotheke läßt sich feststellen, ob der Körper „übersäuert" ist. In der Familie Brinkmann traf dies auf jeden einzelnen zu. Auch hier mußten Veränderungen stattfinden, um die Gesundheit auf der Zellebene wiederherzustellen.

Was ist „Übersäuerung"?

Das Thema Übersäuerung gewinnt zunehmend an Bedeutung. Was hat es damit auf sich?

Stoffwechselprozesse in unserem Körper können nur dann ungestört ablaufen, wenn ein Gleichgewicht zwischen Basen und Säuren besteht. Ein gestörtes Gleichgewicht ist Ursache vieler Krankheiten. Wird die Flüssigkeit in unserem Körper, die immerhin 80 Prozent ausmacht, nicht mit genügend Sauerstoff angereichert, kippt sie um – wird sauer und bietet den idealen Nährboden für schädliche Bakterien, Pilze und Zellveränderungen.

Zuviel Säure im Körper entsteht durch:

- Fehlernährung
- geopathische und elektromagnetische Strahlenbelastungen
- unzureichende Versorgung der Zellen mit Sauerstoff
- psychische Belastungen und Streß.

Basenbildend sind Obst, Gemüse und Salat, säurebildend hingegen tierisches Eiweiß, Zucker, Kaffee und vor allem Weißmehl.
Bei einem Übergewicht der säurebildenden Nahrungsmittel wird
der Körper „sauer" und anfälliger für Krankheiten wie Infekte, Allergien bis hin zu Krebs.

Um das Basen-Säure-Gleichgewicht wiederherzustellen, galt es also
für Familie Brinkmann, einige Erwägungen zur Ernährung zu
beachten, die sich teilweise mit den Anforderungen an eine tierei-
weißarme Kost (Sohn Martin) und möglichst zuckerfreie
Ernährung (Tochter Michaela und Mutter) deckten.
Als neue Regel kamen zwei Punkte hinzu, die vor allem Wolfgang
Brinkmann betrafen: Sein hemmungsloser Kaffeeverbrauch mußte
eingeschränkt werden, und er sollte auch seine geliebten Schweins-
würste, Krustenbraten und Schnitzel nur noch in Maßen genießen.

Auf Kaffee muß man nicht verzichten

Als bei der Besprechung zur Übersäuerungs-Problematik das Thema Kaffee erwähnt wurde, drohte Wolfgang Brinkmann bei aller
bisher gezeigten Einsicht die Geduld zu verlieren: „Auf Kaffee soll
ich etwa auch noch verzichten?"
Er konnte schnell beruhigt werden. Natürlich mußte er seinen Konsum von täglich mindestens zehn Tassen reduzieren, aber er brauchte ihn keineswegs einzustellen. Nur sollte er statt normal gefiltertem
Kaffee Espresso trinken beziehungsweise den Kaffee ohne Filtertüte aufbrühen. Durch die Filtertüte wird nämlich der Schleimhaut-
schutzstoff – ein Mucillagenosum – aus dem Kaffee herausgefiltert,
was bei vielen Kaffeetrinkern hierzulande Magenprobleme nach
sich zieht. Nicht umsonst wird in südlichen Ländern der Kaffee
ohne Filterpapier aufgebrüht.
Tatsächlich fühlte Wolfgang Brinkmann sich bald schon wohler,
nachdem er diese Methode beherzigte: Seine gelegentlichen

*Kaffee sollte man
ohne Filtertüte
brühen, da diese den
Schleimhautschutz-
stoff herausfiltert.*

Magenkrämpfe tauchten nicht mehr auf, und er litt auch nicht mehr unter Sodbrennen.

So wirkt man der Übersäuerung entgegen

- Zuckerfreie Ernährung
- Kein weißes Mehl
- Kein tierisches Eiweiß (außer Milch, Ghee, Butter, Sahne), insbesondere kein Schweinefleisch
- Keinen Käse nach 14 Uhr
- Vitamin E (in pflanzlichen Ölen enthalten, insbesondere in Nachtkerzen- und Weizenkeimöl)
- Natrium phos. D 6 der Schüssler Salze (dreimal eine bis dreimal drei Tabletten täglich).

„Wer Schwein ißt, ist ein Schwein."

Wer sich über die gesundheitlichen Folgen von Schweinefleischverzehr informiert hat, hat mit der Entwöhnung meist keine großen Probleme mehr.

Schwieriger als die Umstellung von viel Filterkaffee auf weniger ungefilterten Kaffee war der weitgehende Abschied von Schweineschnitzel & Co. Nachdem Wolfgang Brinkmann sich aber gezwungenermaßen mit den Wirkungen von starkem Schweinefleischverzehr auseinandergesetzt hatte, war er sowohl entsetzt darüber, daß er sein Leben lang gern und viel Schweinefleisch gegessen hatte, als auch willens, weniger Fleisch beziehungsweise eher Kalbfleisch zu essen. Im Schweinefleisch stecken nämlich so viele Gifte, daß diese in der Fachliteratur mit einem eigenen Wort, „Sutoxine", beschrieben werden.

Die Gefahren des Schweinefleischverzehrs

- Schweinefleisch ist extrem fetthaltig. Nicht nur enthält es im Bindegewebe, also außerhalb der Zellen, Fett, dieses findet sich auch in den Zellen, weshalb selbst scheinbar mageres Schweinefleisch fettreich ist. Fett aber liefert doppelt so viel Kalorien wie Eiweiß und Kohlenhydrate. Ißt man mehr, als der Körper zur Energiebildung braucht – und das geschieht schnell bei starkem Schweinefleischverzehr –, so lagert sich das Fett im Bindegewebe ab. Daher findet man bei Schweinefleischessern nicht selten die typische Fettsucht (Adipositas) vor.

Wer viel Schweinefleisch ißt, legt einen Nährboden für schwere Erkrankungen an.

- Durch Schweinefleischverzehr erhöht man den Cholesterinspiegel, Bluthochdruck und Arteriosklerose; Durchblutungsstörungen der Koronargefäße und letztlich Herzinfarkt sind dessen Folge.
- Schweinefleisch enthält eine schwefelreiche Bindegewebssubstanz (Mukopolysaccharide), durch die das Bindegewebe aufquillt. Zudem lagern sich diese Schleimsubstanzen in Bändern, Sehnen, Knorpeln und an den Gelenken ab und können so rheumatische Erkrankungen oder Bandscheibenschäden hervorrufen. Von Prof. Lettré stammt ein interessantes Ergebnis von Tierversuchen, das sich auch in der Praxis an Menschen beobachten läßt: Die tierischen Gewebeprodukte von verzehrtem Fleisch lagern sich dort ab, wohin sie biologisch gehören. Das heißt, wer viel Bauchspeck ißt, bekommt einen dicken Bauch, wer viel Schinken ißt, eine unförmige Gesäßpartie usw.
- Aufgrund des Histamingehaltes von Schweinefleisch kann dieses Juckreiz erzeugen und für so unterschiedliche Erkrankungen verantwortlich sein wie Furunkel, Karbunkel, Venenentzündungen und diverse Hauterkrankungen wie Neurodermitis, Ekzeme, Nesselfieber u.a.
- Die entwicklungsgeschichtlich bedingte biologische Ähnlichkeit zwischen Schweine- und Menschenfleisch stellt einen besonders gefährlichen Faktor dar. Daß sich Schwein und Mensch in bestimmten Bereichen sehr ähnlich sind, ist bekannt. Beispielsweise wird die große Ähnlichkeit der Haut beider Spezies in der

Transplantationstechnik genutzt. Der menschliche Körper aber verarbeitet am gründlichsten möglichst artfremde Substanzen wie z. B. Pflanzen. Deren Eiweißbaugruppen werden in kleine Bausteine zerlegt und so nutzbar gemacht. Bei artähnlichen Substanzen hingegen unterbleibt diese gründliche Aufspaltung und entsprechende Verwertung. Diese unverwerteten Gruppen werden im Unterhautgewebe (Mesenchym) abgelagert, das sie verschlacken. Die Gewebezellen können nicht mehr ausreichend versorgt werden, die Haut kann als Entgiftungsorgan nicht mehr richtig atmen. Das Immunsystem wird geschwächt, und chronische Krankheiten sind bald die Folge.

- Nicht zu unterschätzen ist auch der Streß beim Viehtransport und bei der Schlachtung, der sich zellulär niederschlägt. Diese Zellinformation aber nimmt der Essende in sich auf.

Gesunder Ersatz für Schweinefleisch

Wenn man sich die Liste der Sutoxine ansieht, verliert man leicht die Lust, weiterhin Schweinefleisch zu essen. Bedeutet das aber auch die Einschränkung einer liebgewonnenen Gewohnheit des „Genießens"?

Man muß nicht unbedingt auf alles Fleisch verzichten

Nicht unbedingt. Zwar ist der tägliche Fleischkonsum übertrieben, und wir empfehlen eine möglichst fleischfreie Ernährung. Dennoch muß man nicht auf Fleisch verzichten. Schweinefleisch allerdings sollte durch andere Fleischarten ersetzt werden, und zwar durch möglichst helle Sorten. Ersetzen Sie das Schweineschnitzel durch ein Kalbsschnitzel, die Wiener durch eine Truthahn-Wiener, und beziehen Sie ohnehin möglichst Geflügel, insbesondere Pute und Truthahn, in Ihren Fleischplan mit ein. Allerdings sollten Sie ganz sicher sein, daß das Geflügel aus artgerechter Haltung kommt.

Die Kids müssen nicht auf Hamburger verzichten. Pflanzliche Frikadellen sind ein wohlschmeckender, vollwertiger Ersatz für das beliebte Fastfood-Angebot. Man kann sie im Reformhaus fertig

124

kaufen und mit Wasser oder Milch anrühren. Ohnehin lohnt sich der Rundgang durch ein Reformhaus mit großem Angebot. Hier finden Sie Braten und Bratlinge und sogar pflanzliche Wurst. Sehen Sie sich einfach einmal in Ruhe dort um, und probieren Sie das eine oder andere Produkt aus. Mag sein, daß der Geschmack pflanzlicher „Braten" anfangs etwas ungewohnt wirkt. Aber auch beim Fleisch sind die Geschmäcker verschieden. Man sollte sich nicht zu schnell entmutigen lassen und möglichst vieles ausprobieren.

Ein äußerst wirksames Lebensmittel bei der Zubereitung von Speisen, ob pflanzlicher oder tierischer Art, ist das aus asiatischer Tradition stammende „Ghee", das reine, geklärte Butterschmalz, das Sie ganz leicht herstellen können. Es reinigt die Lymphe und stärkt somit auch das Immun- und Abwehrsystem; es beugt der Osteoporose vor, und es ist ein wichtiges Mittel zur Entsäuerung des Körpers.

Ghee, ein reines Butterschmalz der asiatischen Küche, ist ein gesundes Mittel zur Speisenzubereitung.

Ghee (Butterschmalz)

Butter (250 oder 500 g) wird bei kleiner Flamme erhitzt, so daß sie köchelt, ohne zu verbrennen oder braun zu werden. Nach ca. 30 Minuten ist das Ghee in der Regel fertig. Das erkennt man daran, daß die heiße Butter nicht mehr spritzt. Der beim Köcheln möglicherweise entstehende weiße Schaum und andere Rückstände werden abgeschöpft und die flüssige Butter durch einen Papier- und Leinenfilter in ein Glas gefüllt. Nach dem Erkalten verschließen und in einem Schrank (nicht im Kühlschrank!) dunkel aufbewahren.

Das aus der ayurvedischen Tradition stammende Ghee eignet sich zum Backen und Braten. Es ist äußerst wohlschmeckend und bekömmlich, und Speisen, z. B. Panaden, gelingen damit fast immer bestens.

Einige leichte fleischlose Gerichte

Vegetarische Gerichte sind keineswegs kompliziert oder aufwendig in der Zubereitung.

Immer häufiger hören wir von Hausfrauen, daß sie durchaus an vegetarischer Küche interessiert seien, sich aber vor der vermeintlich komplizierteren und aufwendigen Herstellung fürchten. Um Ihnen die Scheu vor vegetarischen Rezepten zu nehmen, stellen wir hier einige leicht zu befolgende vor.

Gemüserisotto

Würfeln Sie Gemüsesorten nach Geschmack (Karotten, Zwiebeln, Auberginen, Zucchini, Blumenkohl, Paprika usw.) und braten sie in Ghee an. Rühren Sie ein bis zwei Teelöffel Mandelmus (Bioladen oder Reformhaus) darunter, und übergießen Sie das Gemüse anschließend mit Gemüsebrühe und etwas Weißwein. In die Flüssigkeit geben Sie Rundkornreis und lassen das Ganze 30 bis 40 Minuten garen. Eventuell Flüssigkeit nachfüllen. Zum Schluß Tomatenstücke oder Tomatenmark hinzufügen und mit Parmesan und Kräutern abrunden.

Gemüsecurry

Würfeln Sie 500 g gemischtes Gemüse nach Wahl und dünsten Sie es kurz an. Zerkleinern Sie zwei Zwiebeln, eine Knoblauchzehe, zwei Paprikaschoten und ein Stück Ingwerwurzel (1 – 2 cm), und braten Sie diese Mischung drei Minuten in Ghee an. Fügen Sie 1/2 TL Garam Masala hinzu, eine indische Gewürzmischung aus Kardamom, Nelken, Pfefferkörnern und einer kleinen Zimtstange, und rösten Sie das Ganze nochmals einige Minuten. Nun wird das Gemüse mit 300 ml Wasser hinzugefügt und einige Minuten gekocht. Anschließend geben Sie 200 ml Joghurt, 3 EL Sahne oder Crème fraîche und etwas Salz hinzu und servieren das Curry zu Reis.

Grundrezept für Bratlinge

250 g Dinkel oder Grünkern mittelgrob schroten und aussieben, Mehl beiseite stellen. Schneiden Sie 250 g Gemüse nach Wahl klein und braten Sie es mit 1 TL Kräutersalz, Pfeffer, Majoran und Thymian in etwas Ghee an. Der Getreideschrot wird in etwas Öl angeröstet, 200 ml Wasser hinzugefügt und unter Rühren fünf Minuten lang eingedickt. Eventuell kann man Wasser zugießen, bis ein dicklicher Brei entsteht. Nun zieht man einen Becher Naturjoghurt unter die Masse und dickt eventuell mit dem ausgesiebten Mehl an. Diese Masse läßt man nochmals aufkochen, bevor man das Gemüse hinzufügt. Als letztes gibt man zwei bis drei kleingeschnittene Zwiebeln und gehackte Petersilie zu dem Teig. Wenn dieser sich gut formen läßt, kann man ihn als runde oder längliche Bratlinge im Backofen bei 180° C ungefähr 40 Minuten oder in der Pfanne braten.

Mit dieser Masse können Sie auch Gemüse füllen. Paßt gut zu grünen Salaten, als Hamburger zwischen Brot, zu einer vegetarischen Bratensoße oder zu Rohkost.

Mit der Bratlings-masse kann man auch Gemüse füllen.

Vegetarische Bratensauce

Schmelzen Sie 2 EL Butter, und rühren Sie 3 EL Mehl (z. B. Reismehl) hinein, fügen Sie unter kräftigem Rühren nach und nach ungefähr 1/2 l Wasser oder Gemüsebrühe hinzu. Schmecken Sie mit Gewürzen nach Wahl ab, z. B. Pfeffer, Knoblauchpulver, Muskat, verschiedenen Kräutern. Je nach Geschmack rühren Sie einen Teelöffel Mandelmus ein, der der Soße einen nussigen Geschmack gibt, Zitronensaft, Crème fraîche, Sahne oder Öl.

Diese Grundsoße läßt sich vielfältig variieren und zu einer Knoblauch-, Senf-, Zwiebel-, Tomaten- oder Käsesoße abwandeln.

127

„Ist die Umstellung von der herkömmlichen zu einer gesünderen Ernährung wirklich so dramatisch?" wurde Margot Brinkmann immer wieder gefragt. Die Antwort lautet eindeutig nein. Wegen des Darmpilzes mußte Frau Brinkmann zwar zunächst eine Diät einhalten, die sie anfangs vor allem wegen des Verzichts auf Zucker zu phantasievollen Überlegungen zwang. Aber die allmähliche Umstellung der Kost für die gesamte Familie verlief viel weniger aufwendig, als sie sich das vorgestellt hatte. Mit Hilfe eines guten vegetarischen Kochbuchs gewöhnte sie sich bald schon an die Grundregeln der fleischreduzierten Küche, die nicht komplizierter waren als die der herkömmlichen Zubereitungsart.

Fassen wir noch einmal zusammen, welche Gefahren bei der Ernährung zu vermeiden sind und wie die gesunde Küche aussieht.

Die sieben Gefahren bei der Ernährung

1. **Raffinierter Zucker** (ausführliche Darstellung siehe S. 72ff.)
2. **Auszugsmehle:** Das reife Getreidekorn enthält einen außergewöhnlich hohen Anteil (ca. 85 Prozent) an lebensnotwendigen Vitalstoffen: Vitamine, Mineralien, Spurenelementen Kohlenhydrate, Fette, Fermente, Eiweiß. Sie alle sind für den menschlichen Bedarf unerläßlich und unersetzlich. Wenn man das volle Korn fein mahlt, so erhält man ein dunkles Mehl mit den gleichen Inhaltsstoffen wie das Korn. Seit Anfang dieses Jahrhunderts aber wird Mehl durch chemische Verfahren aufbereitet und weiß gemacht, was offenbar als appetitlicher gilt. Dadurch werden dem Mehl die Nährstoffe entzogen, und gleichzeitig wird es mit den chemischen Schadstoffen angereichert, die bei diesen Aufbereitungsprozessen abfallen. Ein gehaltvolles Mehl erkennt man an einem hohen Ausmahlungsgrad. Die dunklen Typensorten 1700 (für Weizenmehl) und 1800 (für Roggen) enthalten

Durch chemische Aufbereitung verliert Mehl seine Nährstoffe und wird mit Schadstoffen angereichert.

1700 mg beziehungsweise 1800 mg Mineralstoffe, während das üblicherweise verkaufte weiße Auszugsmehl der Typenbezeichnung 405 nur einen Mineralstoffgehalt von 405 mg hat.

3. **Kochsalz** (NaCl, Natriumchlorid) kommt in ausreichender Menge in den Lebensmitteln vor, die wir zu uns nehmen, z. B. in Mineralwasser, Brot, Geflügel, Käse, Meeresfrüchten, Fisch, Kohl, Kartoffeln, Eiern, (Salz-)Konserven, Schinken und Wurst. Täglich braucht der Körper zwei bis drei Gramm Salz, doch würzen die meisten Menschen hierzulande übertrieben nach und kommen auf 20, manchmal sogar 30 g täglich, also die zehn- bis fünfzehnfache Menge dessen, was der Organismus braucht. Folgen einer schleichenden Salzvergiftung sind Nierenfunktionsstörungen und Bluthochdruck mit ihren Folgeerkrankungen Nierenversagen, Herzinfarkt und Schlaganfall. Salz kann man durch Kräuter und Gewürze ersetzen, und Rohkostsalate brauchen ohnehin keine Salzzutat.

4. **Tierische Fette** bestehen vor allem aus gesättigten Fetten und haben für den Körper keinen Nährwert. Hingegen sind kaltgepreßte, naturbelassene Pflanzenöle aus Oliven, Samen, Kernen oder Nüssen mit ihrem hohen Anteil an ungesättigten Fettsäuren qualitativ hochwertige Fette.

5. **Schweinefleisch** ist extrem fetthaltig und kann bei erhöhtem Konsum zu Fettsucht führen. Das Immunsystem wird geschwächt, was wiederum zu chronischen Hautproblemen wie Abszessen und Furunkulose, zu Cellulitis und Verdauungsproblemen führen kann. (Ausführliche Darstellung siehe S. 122 ff.)

Erhöhter Konsum von Schweinefleisch kann zur Fettsucht führen.

6. **Ballaststoffmangel:** Ballaststoffe sind Faserstoffe aus Obst, Gemüse, Salaten und Vollkorn, die eine zügige Passage der Nahrung durch den Verdauungstrakt garantieren und für optimale Nahrungsverwertung sorgen. Ihnen kommt bei der Körperentgiftung eine wichtige Rolle zu, denn sie nehmen Schlacken und Giftstoffe auf und binden sie bis zur Ausscheidung an sich.

Denaturierte Lebensmittel enthalten kaum Ballaststoffe und führen zu Verstopfung. Man sollte sich um eine ballaststoffreiche Ernährung mit den genannten Nahrungsmitteln bemühen. Auch Hülsenfrüchte wie Kidney-Bohnen, weiße Bohnen, Erbsen und Linsen (insbesondere die rote Linse Dhal) sind sehr ballaststoffreich, sollten aber bei Magen- und Nierenerkrankungen gemieden werden.

7. **Giftstoffe durch Umweltverschmutzung, Verstrahlung etc.:** Hier kann man nur empfehlen, Lebensmittel vom Biobauern beziehungsweise aus kontrolliert biologischem Anbau zu essen. Diese Nahrungsmittel sind zwar etwas teurer, aber langfristig macht sich die Investition mehrfach bezahlt.

Vorsicht: Nicht überall, wo »Bio« draufsteht, ist auch »Bio« drin!

Doch Vorsicht: Nicht alles, was das Label „Bio" trägt, ist wirklich unbedenklich. Manche Bio-Händler bieten einen Besuch bei ihren Bezugsbauern an. Gehen Sie ruhig einmal mit, lassen Sie sich alles erklären und auch die Kontrollergebnisse zeigen.

Und wie sieht, positiv ausgedrückt, ein Speiseplan aus, der den Organismus bis ins hohe Alter gesund, abwehrstark und jung erhält?

Die sieben goldenen Regeln der entgiftenden, gesunden Ernährung

Laut Empfehlung der Deutschen Gesellschaft für Ernährung soll die tägliche Nahrungszufuhr zu 50 bis 60 Prozent aus Kohlenhydraten, zu 25 bis 35 Prozent aus Fett und zu 15 Prozent aus Eiweiß bestehen. Bei den meisten Menschen ist der Fettanteil wesentlich höher. Sie sehen „kräftig" aus, sind aber in Wirklichkeit nur quantitativ überernährt bei gleichzeitiger qualitativer Unterernährung. Der Körper braucht viel weniger Masse, dafür aber mehr Klasse. Das bedeutet vor allem: Vitamine, Mineralien, essentielle Fette und Spurenelemente. Bei einer gesunden Ernährung gilt es, folgende Richtlinien zu beachten:

- **Richtig trinken:** ca. 2 Liter oder mehr pro Tag: Wasser oder Kräuter-, Blüten- und Samentees; naturreine Obst- und Gemüsesäfte verdünnt mit Wasser
- **Ballaststoffreich essen:** Obst, Gemüse, Getreide. Ballaststoffe spielen bei der Darmentgiftung eine wichtige Rolle. Z. B. 2 EL ungeschroteter Leinsamen abends in einem Glas Buttermilch verrühren oder mehrmals täglich Weizenkleie in Speisen und Getränken einnehmen (Weizenkleie braucht viel Flüssigkeit zum Aufquellen)

Obst, Gemüse und Getreide enthalten Ballaststoffe, die für die Darmentgiftung unentbehrlich sind.

- **Vitaminreich essen:** Obst, Gemüse, Getreide
- Für einen ausgeglichenen **Mineralstoff- und Spurenelementehaushalt** sorgen: Der Körper kann sie nicht selbst herstellen, muß sie also mit der Nahrung aufnehmen. Wir brauchen diese Stoffe für das Wachstum, den Aufbau von Knochen und Zähnen, für die Enzymaktivität und den Abtransport verbrauchter Stoffe aus dem Körper.
- **Tierisches Eiweiß durch pflanzliches ersetzen** (drei Mandeln täglich decken bereits den Bedarf; vegetarische Kost mit dem köstlich schmeckenden Mandelmus anrichten)
- **Nahrung richtig aufnehmen:** vollständig zerkauen und einspeicheln; während des Essens nicht trinken, um Verdauungssäfte nicht zu verdünnen; Mahlzeiten in entspannter Atmosphäre und Ruhe einnehmen; nach 20 Uhr nicht mehr essen
- **Regelmäßig den Organismus durch Fasten entgiften** und von Stoffwechselschlacken befreien; so können die Zellen ausreichend mit Sauerstoff und den erforderlichen Mikronährstoffen versorgt werden.

Mikronährstoff	Aufgaben	Vorkommen
Beta-Carotin ("Provitamin A") fettlöslich	wichtiges Antioxidans, macht freie Radikale unschädlich, wirkt Krebs entgegen, stärkt das Immunsystem, ist wichtig für Haut, Haare, Nägel, Schleimhäute und die Sehkraft	Chicorée, Karotten, Tomaten, Paprika, Spinat, Brokkoli, Grünkohl, Feldsalat, Hülsenfrüchte, Petersilie, Äpfel, Orangen, Pfirsiche, Aprikosen, Mangos, Melone, Holunderbeeren, Kürbis, Getreidekeime
Vitamin B1 Thiamin – wasserlöslich	Energielieferant; für das Funktionieren von Nerven, Herz und Hirn; stärkt die Ruhe, Konzentrationsfähigkeit, seelische Ausgeglichenheit	Vollkornprodukte; Nüsse; Milch und Milchprodukte; Bierhefe; Eigelb; Naturreis; Buchweizen; Sonnenblumenkerne; Kartoffeln; Geflügel
Vitamin B2 Riboflavin – wasserlöslich	Energiegewinnung, Leistungsfähigkeit, Bildung roter Blutkörperchen, Sehkraft, Wachstum, Haut, Haare, Schleimhäute, Nerven	Vollmilch und Milchprodukte; Eigelb; Weizenkeimlinge; Sojasprossen; Bierhefe; Kartoffeln, Karotten, Pilze, Bohnen, Brokkoli, Erbsen; Äpfel, Zitrusfrüchte, Pflaumen, Blaubeeren; Erdnüsse, Mandeln
Vitamin B3 Niacin, Nikotinamid wasserlöslich	Stoffwechsel, Resorption von Eiweiß, Fett, Kohlenhydraten; versorgt Gewebe mit Sauerstoff, schützt vor Herzinfarkt, Schlaganfall und Nierenversagen; stärkt die Verdauung; hält geistig fit; verbessert die Durchblutung	Bierhefe, Weizenkleie; Eier; Milch, Milchprodukte; Hülsenfrüchte, Sojabohnen, Kartoffeln, Tomaten, Spinat, Champignons; Vollkorn, Naturreis; Mandeln, Erdnüsse, Buchweizen

Mikronährstoff	Aufgaben	Vorkommen
Vitamin B5 Pantothensäure – wasserlöslich	Zellwachstum, Wundheilung, gegen Alterungsprozesse, unterstützt Stoffwechsel, Hirnfunktionen und Verdauungsprozesse	Vollkornprodukte, Weizenkeime, Buchweizen; Milch und Milchprodukte; Hülsenfrüchte, Brokkoli, Kartoffeln, Spinat; Wassermelonen; Bierhefe; Lachs
Vitamin B6 Pyridoxin – wasserlöslich	Eiweiß-, Fett- und Aminosäurenstoffwechsel; Stärkung des Immun- und Nervensystems (besonders bei PMS); Konzentrationsfähigkeit; Wachstum; Schlaf; Haut	Vollkornprodukte; Hülsenfrüchte, grünes Gemüse, Kartoffeln, Avocados, Soja; Milch und Milchprodukte; Bierhefe; Bananen, Trauben, Feigen; Johannisbeeren; Honig;
Vitamin B12 Cyanocobalamin - wasserlöslich	Nerven, psychische Ausgeglichenheit; Wachstum, Blutbildung, Konzentration, Gedächtnis	Eier; Wurzel-, milchsaures Gemüse; Milch, Sahne, Crème fraîche, Käse
Vitamin H Biotin – wasserlöslich	gesunde Haut, Haare, Nägel, Schleimhaut; Wachstum; Leberfunktionen; Bildung von Antikörpern	Bierhefe; Milch und Milchprodukte; Sojamehl; Naturreis, Vollkorn; Blumenkohl, Brokkoli, Spinat, Pilze, Hülsenfrüchte, grüne Salate und Kräuter; Erdnüsse, Mandeln
Folsäure – wasserlöslich	Blutbildung; Erbinformation, Bildung von Antikörpern; Haut und Schleimhäute	Bierhefe; (Weizen-) Keime, Sprossen; Milch und Milchprodukte; Hülsenfrüchte, Blattgemüse, grünes Gemüse, Kartoffeln, Petersilie; Vollkorn

Mikronährstoff	Aufgaben	Vorkommen
Vitamin C Ascorbinsäure – wasserlöslich	Antioxidans: Fänger gefährlicher freier Radikale; Immunstärkung; Wachstum, Wundheilung; Zellatmung; Antihistaminikum; Reinigung von Umweltgiften im Körper	frisches Obst und Gemüse, insbesondere Zitrusfrüchte, schwarze Johannisbeeren, Hagebutten, Sauerkraut, Petersilie; alle grünen Salate; Nüsse, Sprossen, Keime
Vitamin D Calciferol – fettlöslich	Knochen- und Zahnaufbau; Nervensystem, Blutkreislauf; Haut	Sonnenlicht; Lebertran, Fisch; Eigelb; Kalbfleisch; Weizenkeimöl; Milch und Milchprodukte; Getreidesprossen; Hefe; Spinat, Pilze, Kohl
Vitamin E Tocopherol – fettlöslich	Antioxidans, Immunstärkung; Cholesterinspiegel; Stärkung von Herz und Kreislauf; Lungenschutz; Blutfluß; Fruchtbarkeit	kaltgepreßte Pflanzenöle (Weizenkeim, Maiskeim); Vollkorn; Nüsse, Samen; Soja, Rosenkohl, Schwarzwurzel, Erbsen, Avocados, Sellerie
Vitamin K Phyllochinon – fettlöslich	Blutgerinnung; Wundheilung	Spinat, Mangold, Feldsalat, Grünkohl; Hafer; Mais- und Sojaöl: Alfalfa
Magnesium	Enzymtätigkeit; Herz, Kreislauf, Nervensystem; Muskelkrämpfe; Erinnerungsvermögen	Mineralwasser (möglichst natriumarm); Bierhefe; Vollkorn, Weizenkeime; Nüsse, Mandeln; Hülsenfrüchte, grünes Blattgemüse, Kartoffeln; Bananen, Trockenobst, Datteln, Eßkastanien

Mikronährstoff	Aufgaben	Vorkommen
Zink	Enzymtätigkeit; Immunstärkung, Antikörperbildung; Fruchtbarkeit beim Mann, Insulinaufbau	mageres Rindfleisch; Weizenkeime, Vollkorn; Meeresfrüchte (insbesondere Austern); Eier; Milch; Kürbiskerne, Mandeln, Erdnüsse, Sesam; Bierhefe; Orangen, Pfirsiche; grünes Blattgemüse, Karotten, Sellerie, Kohl, Pilze, Tomaten
Selen	Herzschutz; Zellschutz; Zellentgiftung; Immunstärkung (Antioxidans)	Bierhefe; Fische, Schalentiere; Getreide (Hartweizen), Vollreis; Vollmilch und Milchprodukte; Zwiebeln, Tomaten, Brokkoli, Knoblauch, Speisepilze

Ein gutes Frühstück ist schon die halbe Miete

Wenn Sie mit einer einzigen Mahlzeit schon die wichtigsten Nähr- und Ballaststoffe zu sich nehmen wollen und gleichzeitig eine lang anhaltende Grundlage für körperlich wie geistig fordernde Tätigkeiten haben wollen, gibt es nichts Besseres als ein echtes Müsli mit frischem Obst zum Frühstück.

Margot Brinkmann hat sich angewöhnt, der ganzen Familie ein solches Müsli regelmäßig zuzubereiten. Nach drei Monaten konnte sie berichten, daß es allen sehr gut bekommt. Mit diesem Frühstück haben die Kinder eine erstklassige Grundlage für den Schulvormittag: Es spendet über viele Stunden gleichmäßig Energie und ist reich an Vitaminen und Mineralien. Die Brinkmann-Kinder belegen eindrucksvoll, was Schulärzte immer wieder feststellen: Mit einem guten Frühstück sind die Schüler ausgeglichener und leistungsstärker. Michaelas und Martins Noten haben sich teilweise verbessert, da sie sich länger und besser konzentrieren können. Zudem hilft es Michaela, in der Schule keine Süßigkeiten mehr zu naschen.

Das „echte" Müsli

„Echtes" Müsli kann man sehr leicht selbst zubereiten.

Abends schrotet Frau Brinkmann mit einer alten Handmühle, die sie auf dem Speicher gefunden hat, Getreide. Für ihre beiden Kinder braucht sie fünf Eßlöffel volles Korn. Wenn sie und ihr Mann ebenfalls Müsli frühstücken, schrotet sie zehn Eßlöffel. Den Schrot weicht sie mit Wasser ein und läßt ihn über Nacht quellen. Morgens zerdrückt sie pro Person eine Banane und mischt sie zusammen mit etwas Sahne oder Joghurt unter den Schrotbrei. Nach Belieben fügen sich die Kinder frisches Obst, Feigen, eingelegte Trockenpflaumen, Nüsse, Sesam und ähnliches hinzu.

Eine ganz normale Familie –
Teil 2

Beim letzten Besuch in der Praxis, den Wolfgang und Margot Brinkmann gemeinsam machen, wird ein Resümee gezogen: Was hat sich bei den Brinkmanns im Verlauf eines halben Jahres verändert? Was hat sich in der Familie getan, in der so vieles im argen lag?

- Sohn Martin hat seine belastende Hauterkrankung, die Neurodermitis, gut in den Griff bekommen.
- Tochter Michaela hat sich in nur sechs Monaten von einer dicken Frustesserin in eine aparte, angenehm selbstbewußte Persönlichkeit verwandelt, die sich auch äußerlich sehr zum Positiven verändert hat.
- Margot Brinkmann ist von dem Darmpilz befreit, fühlt sich nicht mehr gedrängt, Unmengen von Süßigkeiten zu essen, und vor allem ist auch sie sehr viel selbstbewußter und selbständiger geworden.
- Wolfgang Brinkmann aber hat sich gleich von mehreren Süchten befreit: Er raucht nicht mehr, trinkt nur noch gelegentlich ein Glas Wein oder Bier zum Essen, verzichtet auf den ehemals geliebten Schweinebraten (den er sich allerdings zu besonderen Anlässen doch noch gern spendiert), und er konnte sich aus dem Streßkreislauf befreien, indem er dessen Faktoren beseitigt oder zumindest reduziert hat.

Besonders die Verringerung des Elektrosmogs in seiner alltäglichen Umgebung sowie die regelmäßige Bewegung und die gezielten Ruhepausen haben ihn zu einem ausgeglichenen, ruhigen Menschen gemacht, dessen körperliche Verfassung sich ebenfalls sehr stark verbessert hat.

Jedes Mitglied der Familie Brinkmann hat von der naturheilkundlichen Behandlung profitiert.

Die Familienausflüge haben zu einem intensiveren Umgang miteinander geführt, was den Kindern ebenso guttut wie den Eltern. Die schleichende Entfremdung innerhalb der Familie konnte so rückgängig gemacht werden. Wolfgang und Frau Brinkmann verraten zudem mit unübersehbarem Glücksgefühl, daß sich auch in ihrer Beziehung vieles zum Besseren verändert hat. Sie gehen bewußter miteinander um, machen gemeinsame Spaziergänge, besuchen einmal wöchentlich die Sauna, und sie haben sich zum Squash-Spielen angemeldet.

Partnermassage tut nicht nur dem Körper gut

Die Partnermassage entspannt die Muskeln und ist wohltuend für die Seele.

Auch körperlich sind sie einander näher gekommen. Als Wolfgang Brinkmann einmal sehr verspannt war, wurde er von seiner Frau massiert. Schnell stellte das Ehepaar fest, wie wohltuend die gegenseitige Massage ist. Sie entspannt nicht nur Muskeln, die Berührung tut auch der Seele gut.

Die gegenseitige Partnermassage wurde von dem klugen Paar zu einer regelmäßigen Einrichtung gemacht, wobei die beiden sich anfangs ausdrücklich das Ziel setzten, nicht miteinander zu schlafen. Sie wollten erst allmählich wieder körperlich miteinander vertraut werden und vor allem nicht sofort wieder in die altbekannten sexuellen Gewohnheiten verfallen. So waren die Massagen wirklich unproblematisch und entspannend und führten dazu, daß die Partner sich zunehmend aufeinander freuten.

Familie Brinkmann war zu beglückwünschen, weil jeder für sich und alle miteinander es geschafft hatten, die vielfältigen Gifteinflüsse aus ihrem Leben zu verbannen und zu gesunden und glücklicheren Menschen zu werden.

Am Ende ihrer Behandlung blieb festzuhalten: Familie Brinkmann ist eigentlich eine ganz normale Familie, so wie sie zumindest sein sollte – aber heutzutage leider selten anzutreffen ist.

Anhang

Methoden der Entgiftung und Entschlackung

„Alle Krankheiten heilen aufgrund einer Ausscheidung, entweder durch die Körperöffnungen Mund, Anus, Blase oder durch eines der Ausscheidungsorgane. Die Schweißdrüsen sind davon eines, das bei allen Beschwerden hilft."
(Hippokrates)

Je verschlackter ein Körperbereich ist, desto leichter siedeln hier Krankheiten. Allerdings reicht es nicht, diese lokal zu behandeln. Man sollte statt dessen den Entgiftungsprozeß anregen, da die angesammelten Toxine die grundsätzliche Ursache der Erkrankung sind. Bei einer solchen vom Körper durchgeführten Säuberungsaktion kommt es häufig zu Krankheiten, die als Reinigungskrisen, sogenannten Erstverschlimmerungen, anzusehen sind. Diese darf man auf keinen Fall unterdrücken.

Kranke Tiere fasten

Bei einer Krankheit ist der Reinigungsprozeß die Voraussetzung für Heilung. Daß diese Regel der Natur entspricht, kann man an kranken Tieren sehen: Sie fressen nicht. Durch das Fasten werden der Abbau von Abfallstoffen und die Ausscheidung begünstigt. Hunde und Katzen etwa fressen das Heilkraut Quecke, das schleimlösend, harntreibend und abführend wirkt. Ähnliche Verhaltensweisen kann man auch bei anderen Tierarten feststellen. Auch der Mensch kennt in allen Kulturen Reinigungstechniken wie Schwitzen (Dampfbad, Sauna) oder Fastenzeiten.

Der Reinigungsprozeß ist Voraussetzung der Heilung einer Krankheit.

139

Entschlackungsprozesse werden auf unterschiedliche Weise in Gang gesetzt: Durch sanfte Massage des Gewebes (Drainage), durch Heilpflanzen, Säfte, entschlackende Nahrungsmittel, Darmwaschungen u.a. werden die Blutfiltration sowie die Absonderung und Ausscheidung der Toxine stimuliert. Für den Betroffenen ist dies deutlich zu erkennen. Die Ausscheidung von Giften macht sich bemerkbar durch verstärkte, regelmäßige Darmausscheidungen, dunkleren Urin (in dem die Toxine sichtbar enthalten sind) und vermehrtes Schwitzen.

Die Reinigungskur sollte ein bis zwei Monate dauern und sich in der Dosierung allmählich steigern.

Normalerweise scheidet der Körper über seine Öffnungen Giftstoffe und Schlacken aus, wobei er durch Nieren, Leber und Darm unterstützt wird. Auch der Haut kommt bei der Entgiftung eine besondere Rolle zu, da sie über das Schwitzen Schadstoffe ausscheidet. Sogar Schnupfen, Husten und Auswurf gehören dazu.

Die Reinigungskur sollte sich über einen längeren Zeitraum, ein bis zwei Monate, erstrecken und sich allmählich in der Dosierung steigern, damit der Körper nicht erschöpft wird. Auch werden nicht alle Ausscheidungsorgane gleichmäßig angeregt, sondern möglichst in dieser Reihenfolge: Leber – Darm – Nieren – Haut – Lungen.

Die Entgiftung der einzelnen Körpersysteme

Entgiftung ist dann ein notwendiger Prozeß für den Organismus, wenn dieser mit Umweltschlacken angereichert ist, wenn Krankheiten nicht richtig ausgeheilt sind oder Reste von allopathisch-pharmazeutischen Medikamenten im Körper noch vorhanden sind. Übrigens hat es wenig Sinn, vor der notwendigen Entgiftung Vitamine und Mineralien in Tablettenform einzunehmen, quasi als Ausgleich für eine minderwertige Ernährung, denn wenn der Organismus verschlackt ist, kann das Blut diese wesentlichen Stoffe nicht in die Zellen transportieren, wo sie benötigt werden.

Wirkungsvolle Entgiftungsverfahren

1. Ausleitungen; zu den Ausleitverfahren gehören
- Schröpfen
- Canthariden-Pflaster und Baunscheidt
- Aderlaß und Blutegelbehandlung
  (sollten allesamt von Ärzten oder Heilpraktikern vorgenommen werden)
- „Purgieren" (künstlich herbeigeführtes Erbrechen)
- Einläufe
- Trinkkuren

2. Zur Entgiftung ist die ausreichende Versorgung mit Sauerstoff durch bewußte Vollatmung notwendig. Diese wird im Yoga und in der Meditation gewährleistet wie auch durch viel Bewegung in der frischen Luft. Ein erhöhter Sauerstoffgehalt wirkt sich reinigend auf das Blut aus.

Yoga und Meditation gewährleisten bewußte Vollatmung und damit ausreichende Versorgung mit Sauerstoff.

3. Zur Entgiftung gewinnt heutzutage die Farbtherapie zunehmend an Bedeutung, da Licht und Farbe unabhängig von Umweltbelastungen sind, im Gegensatz etwa zu Heilpflanzen.

4. Fastenkuren und Teilfastendiäten
Gegen Übersäuerung helfen „Kartoffeltage": Essen Sie über den Tag verteilt 300 bis 500 g Pellkartoffeln mit frischen Kräutern und wenig Butter. Kartoffeln sind sehr basenreich. Sie entlasten bei Bindegewebs-, Herz- und Nierenkrankheiten, erhöhtem Harnsäurespiegel, Rheuma und Gicht.
„Dhal-Tage": Die roten Linsen sind sehr gut verträglich.
„Reistage" schwemmen Wasser aus dem Gewebe und reinigen dieses. 100 bis 150 g ungesalzener, ungezuckerter Reis über den Tag verteilt, werden mit Kräutern, eventuell auch mit Tomaten gegessen.

»Semmel-Milch-Tage« entlasten und entschlacken den Darm.

„Semmel-Milch-Tage", bei denen man drei Tage lang je drei luftge-trocknete Semmeln oder Vollkornbrötchen und insgesamt $1/2$ l warme Milch zu sich nimmt, entlasten den Darm und entschlacken ihn gründlich. Wichtig ist das gründliche Kauen der harten, trockenen Semmeln. Die Milch wird nicht gleichzeitig getrunken.

5. Bindegewebsmassagen zur Entschlackung und Anregung der Lymphe: nach dem Duschen trocken bürsten.

6. Heilerde bindet die Giftstoffe im Körper und scheidet sie aus.

7. Pflanzen, die die Selbstreinigungskräfte und das Immunsystem des Körpers stimulieren.

Behandlung bei Strahlenbelastungen

- homöopathisches Calcium carbonicum D 6, D 30 und höher
- homöopathisches Silicea ab D 12 aufwärts,
- homöopathisches Laurus nobilis ab D 6 aufwärts (Dosierungen sollte man von einem Homöopathen austesten lassen.)

Entgiftung von Leber und Niere

- Mariendistelextrakt
- Ackerschachtelhalmtee, zweimal täglich eine Tasse
- Vitamin B, vor allem B6 und B12
- Kalium sulf. D 6 der Schüsslerschen Lebenssalze
- Silicea D 12

Entgiftung der Lymphe

- Anregung der Thymusdrüse durch täglich zweiminütiges Klopfen mit den Fingerspitzen auf die Stelle unter dem Schlüsselbein und oberhalb des Brustbeins (siehe Abbildung 6).
- Ghee (Rezept S. 125)
- Morgens Saft einer halben Zitrone (ohne Zucker) trinken
- Farbbestrahlung der Thymusdrüse mit Lemon (siehe Abbildung 3)
- „Apfelwein" besteht aus 1/3 Apfelsaft oder -most, 1/3 Wasser und 1/3 Milch. Die Mischung wird langsam erhitzt und vor dem Kochen durch ein Stofftuch oder Filterpapier gegossen. Er kann mit wenig Honig gesüßt werden. Täglich 2 Tassen!
- Körperöl aus kaltgepreßtem Olivenöl mit zugesetzten ätherischen Ölen von Kamille und Salbei

Mittel zur Leber- und Gallenblasenentgiftung

- Oliven, Olivenöl
- Obst: Ananas, Apfel, Erdbeere, Grapefruit, Heidelbeere, schwarze Johannisbeere, Kirsche, Orange, Stachelbeere, Weintraube
- Gemüse: Aubergine, Avocado, grüne Bohnen, Kartoffeln, Kohl, Kopfsalat, Kresse, Löwenzahn, Möhren, Rhabarber, schwarzer Rettich (!), Sellerie, Spargel, Wegerich
- Gewürze: Rosmarin, Kurkuma, Majoran
- Kräutertees: Boldo, Gemeine Wegwarte, Tausendgüldenkraut, Rosmarin, Pfefferminze, Artischockenblätter, Löwenzahnblätter und -wurzeln
- Wärmflasche auf die Leber
- Fußreflexzonen-Massage
- Körperöl aus kaltgepreßtem Oliven-, Sesam- oder Jojobaöl mit den ätherischen Ölen von Zitrone, Rosmarin, Weihrauch

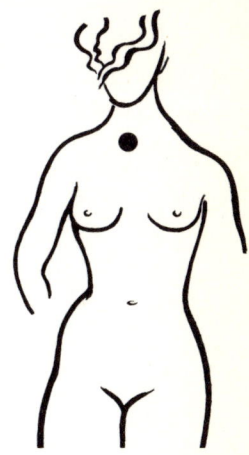

Abb. 6: Durch Klopfen auf diesen Punkt wird die Thymusdrüse angeregt.

Mittel zur Nierenentgiftung

- Obst:
  Apfel, Grapefruit, Kirsche, Melone, Pfirsich
- Gemüse:
  Artischocke, Aubergine, Bohne, Fenchel, Kohl (roh, geraspelt), Kürbis, Kresse, Pastinake, Portulak, Schwarzwurzel, Sellerie, Spargel, weiße Rübe, Wegwarte, Zwiebel(saft)
- Löwenzahnsalat
- Kräutertees:
  Birke, Brennessel, Buche, Hagebutte, Erika, Kirschenstiele, Lindenrinde und -blüte, Quecke, Schwarze Johannisbeerenblätter, Wacholderbeeren, Wiesenkönigin, Zinnkraut
- ätherisches Öl: Wacholder
- viel trinken (Wasser, Kräutertee)

Mittel zur Hautentschlackung

Eine Einreibung mit Sesamöl hilft bei der Hautentschlackung.

- Körperbürstung (morgens mit Luffaschwamm oder Bürste)
- Körpereinreibung mit Sesamöl (morgens und abends)
- Schweißtreibende Körperbewegung
- Sauna, Dampfbad
- Heiß baden
- Sonnenbad (nicht zu lang)
- Kräutertee: Ackerstiefmütterchen, Holunder, Kamille, Klette

Mittel zur Entschlackung der Lunge

- Inhalation mit Kräutertees oder ätherischen Ölen wie Eukalyptus, Thymian, Latschenkiefer, Origano
- Kräutertees: Eukalyptus, Kreuzblume, Süßholz, Spitzwegerich, Thymian, Latschenkiefernadeln, Lungenkraut, Oregano

Die Farbbestrahlung kann den Körper wirkungsvoll bei der Selbstentgiftung unterstützen. Je nach Vergiftungsart empfehlen sich vor allem folgende Bestrahlungen:
1. Farbe Lemon auf die Thymusdrüse (s. Abb. 7)
2. Farbe Rot oder Gelb an die Leber (s. Abb. 7)
3. Farbe Violett auf das Scheitelchakra und an die Milz (s. Abb. 7)
4. Farbe Gelb auf die Nierenpole (s. Abb. 8)

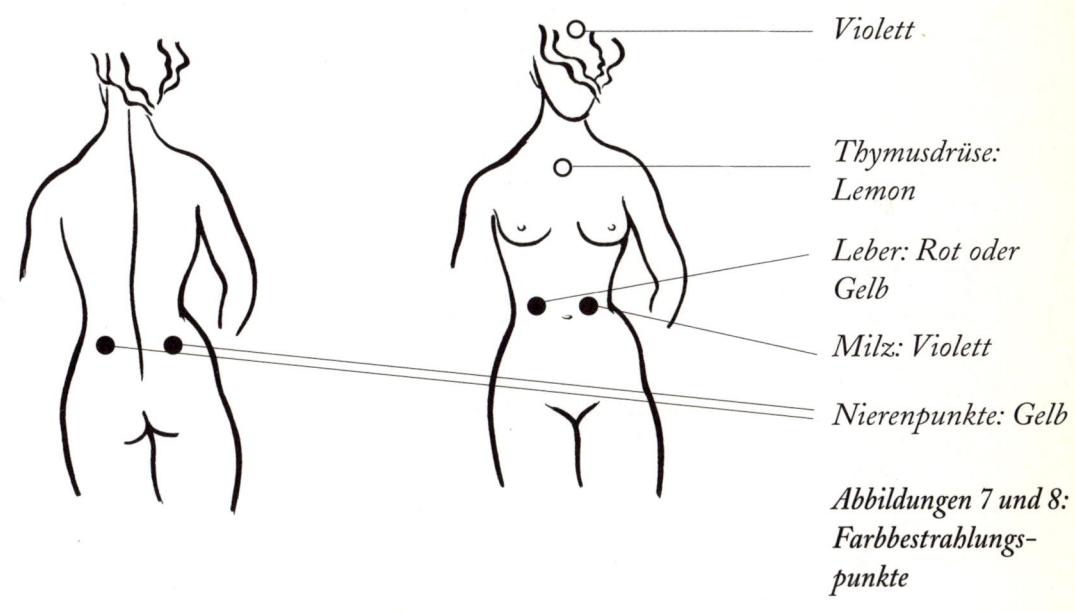

Violett

Thymusdrüse:
Lemon

Leber: Rot oder
Gelb

Milz: Violett

Nierenpunkte: Gelb

Abbildungen 7 und 8:
Farbbestrahlungs-
punkte

Adressen

Internationale Akademie für Natürliche Komplementär-Medizin
Josef-Brückl-Weg 3, D-81223 Grünwald, Tel. (089) 641 11 10

Allergiker- und Asthmatiker-Bund e.V.
Hindenburgstr. 110, D-41061 Mönchengladbach

Anonyme Alkoholiker AL-ANON – Familiengruppen
Zentrales Dienstbüro, Emilienstr. 4, D-45128 Essen

Arbeitsgemeinschaft allergiekrankes Kind
Hauptstraße 29, D-35745 Herborn

Bundesverband Neurodermitiskranker in Deutschland e.V.,
Postfach 1405/Sabelstraße 39, D-56154 Boppard

Deutscher Neurodermitiker-Bund e.V.
Mozartstraße 11, D-22083 Hamburg

Fachschaft deutscher Rutengänger
Ungererstaße 159, D-80805 München

Eine **Farb-Handlampe** mit Quarzglaspyramide und 2 x 12 Farbfiltern zur Farbbe-
strahlung und Farbakupunktur sowie Farbenergie-Sets kann man beziehen über:
WRAGE Versandbuchhandel
Schlüterstraße 4, D-20146 Hamburg

Auskünfte über Vorträge und Seminare:
Deutschland: Internationale Akademie für Natürliche Komplementär-Medizin
Josef-Brückl-Weg 3, D-81223 Grünwald, Tel. (089) 641 11 10
Österreich: Raimund Engel, Physioenergetik,
Fimbergerstraße 6, A-1130 Wien, Tel. (01) 879 38 26-10

Meditationstreffen:
Deutschland: Meditationszentrum,
Schleißheimer Str. 22-24, D-80333 München, Tel. (089) 54 21 20 65
Österreich: H. Wasenegger,
Mantner-Markhof-Gasse 13-15, A-1110 Wien, Tel. (01) 707 99 82
Schweiz: A. Sailer, Tödistr. 20, CH-8002 Zürich, Tel. (01) 202 23 72

Anmerkungen

[1] *Die Namen wurden von uns geändert.*

[2] *Entnommen aus UGB-Forum, 4/1992, 9. Jahrgang; Fachzeitschrift für Gesundheitstraining, wie dargestellt in Ralf Moll, Wolfgang Spiller: Schachmatt den Allergien. St. Georgen 1994, S. 46f.*

[3] *Siehe Anne Simons: Das Schwarzkümmel Praxisbuch. Bern, München, Wien 1997*

[4] *Gottfried Joachim Wohlfeil: Gesund wohnen – gesund schlafen. Elektrosmog und Wohngifte vermeiden. Wiesbaden 1997 (5. Auflage), S. 41*

[5] *Ebenda, S. 42; vgl. auch: Wohnen ohne Gift. Herausgegeben von dem Verein für Konsumenteninformation in Zusammenarbeit mit der Stiftung Warentest. Wien 1995, S. 82*

[6] *Siehe Lutz Bannasch, P. Schleicher: „Immunstatus vor und nach Quecksilbermobilisation. Untersuchungen bei Patienten mit Amalgamfüllungen", in: Natur- und GanzheitsMedizin 1991; 4, S.53-56.*

[7] *Eine übersichtliche Darstellung der Innenraumgifte liefert das von Hermann Gloning und Andreas Hellmann herausgegebene Buch „Gift im Wohnzimmer". Frankfurt 1995.*

[8] *Justus Engelfried, Michael Braungart: „Toxikologie der Innenraumluft", in: Innenraumluft - Gesundheitsrisiko für Kinder? Schriftenreihe Ökopädiatrie, hrsg. von E. Enders und G. Stahl. Landsberg/Lech 1993, S. 15.*

[9] *M. Brinkmann: „Neues Bauen – Neues Wohnen" in: Innenraumluft Gesundheitsrisiko für Kinder? a.a.O., S. 62*

[10] *Ausführliche Darstellungen zu diesem Thema finden Sie in Ingrid Kraaz von Rohrs Büchern: Wegweiser – Natürliche Umweltmedizin, Freiburg 1992; Formen, Farben und Symbole, Bern, München, Wien 1995 und: Praktischer Leitfaden Feng Shui, München 1996.*

[11] *Die folgenden vier Tabellen sind entnommen aus: Kurt Henseler: Gesunde Zimmerluft durch Pflanzen. Stuttgart 1992, S. 31f.*

[12] *Eine ausführliche Übersicht über Naturkosmetik gibt das Buch: Anne Simons: Öle für Körper und Seele. München 1997.*

[13] *Zitiert nach Franz Binder, Josef Wahler: Zucker – nein danke. München 1989, S. 113 ff.*

[14] *Knut Sievers: Elektrosmog – die unsichtbare Gefahr. München 1997. Unsere Ausführungen zu diesem Thema stützen sich u. a. auf diese hervorragende Darstellung.*

Register

Literatur

Backhaus, Manfred: Naturheilmittel gegen Umweltgifte.
     München 1991

Lutz Bannasch, P. Schleicher: „Immunstatus vor und nach Queck-
     silbermobilisation. Untersuchungen bei Patienten mit Amal-
     gamfüllungen", in: Natur- und GanzheitsMedizin 1991

Binder, Franz / Wahler, Josef: Zucker – nein Danke. München 1989

Carper, Jean: Jungbrunnen Nahrung. Mit der richtigen Ernährung
     jung, fit und gesund bleiben. Düsseldorf 1996

Dunde, Siegfried Rudolf: Gesundheit aus der Seele schöpfen.
     Düsseldorf 1989

Flade, Sigrid: Neurodermitis natürlich behandeln. München 1994

Gloning, Hermann / Hellmann, Andreas (Hrsg.): Gift im Wohn-
     zimmer. Innenraumgifte. Frankfurt 1995, 2. Aufl.

Henseler, Kurt: Gesunde Zimmerluft durch Pflanzen. Stuttgart 1992

Herzog, Dagmar: Mentales Schlankheitstraining. Die einfachste
     Methode, für immer schlank zu sein. München 1995

Innenraumluft Gesundheitsrisiko für Kinder? Schriftenreihe Ökopä-
     diatrie, Hrsg. E. Enders und G. Stahl. Landsberg/L. 1993

Klingel, Brigitta: Exemplarisch Vegetarisch. Hof 1995

Kraaz von Rohr, Ingrid: Die richtige Schwingung heilt.
     München 1989

–: Die Farben deiner Seele. Ein praktisches Werkbuch mit dem
     12-Farben-Test. München 1991

–: Farbtherapie kurz und praktisch. Freiburg 1995

–: Der 12-Farben-Test. Neuhausen 1992

–: Die Farb-Heilkarten. Neuhausen 1995

–: Die Kräuter-Heilkarten. Neuhausen 1995

–: Die Heilblüten-Farbkarten – der 1. Bachblüten-Test.
     Neuhausen 1990

–: Wegweiser natürliche Umweltmedizin. Freiburg 1992

–: Die neue Weiblichkeit. Spiritualität und natürliche Heilkunde für Frauen. München 1991

–: Formen, Farben und Symbole. Bern, München, Wien 1995

–: Praktischer Leitfaden Feng Shui. München 1996

–: Gute Laune kann man essen. Farbtherapie aus der Küche. München 1996

–: Natur-Heilbuch A – Z. München 1997

Marx, Axel/Marx, Waltraud: Endlich vital & schlank. Abnehmen nach der Wellness-Methode. Steyr (A) 1994

Norfolk, Donald: Nie mehr müde und erschöpft. Frisch und vital in 28 Schritten. Kreuzlingen 1997 (5. Aufl.)

Ornstein, Robert/Sobel, David: Gesund durch Lebensfreude. München 1994

Rosenberg, Karin D.: Ayurveda-Ernährungsbuch. München 1995

Samitz, Günther: Das Wellness-Programm. Mit dem richtigen Gewicht zu mehr Wohlbefinden. Reinbek 1995

Schrott, Ernst: Gesund und jung mit Ayurveda. München 1996

Sievers, Knut: Elektrosmog – die unsichtbare Gefahr. Das umfassende Praxisbuch. München 1997

Simons, Anne: Das Schwarzkümmel Praxisbuch. Allergien, Abwehrschwäche und Infektionen natürlich vorbeugen. Immunstärkung auf natürlichem Wege. München 1997

–: Öle für Geist und Seele. München 1997

– u. Diedrich, C.-M.: Das Teebaumöl-Praxisbuch. München, 1996

Vasey, Christopher: Die Entgiftung des Körpers. München 1997

Weikert, Wolfgang: Selbstheilung durch die Kraft der Gefühle. München 1995

Wohlfeil, Gottfried Joachim. Gesund wohnen – gesund schlafen. Elektrosmog und Wohngifte vermeiden. Wiesbaden 1997

–: Wohnen ohne Gift. Herausgegeben von dem Verein für Konsumenteninformation in Zusammenarbeit mit der Stiftung Warentest. Wien 1995

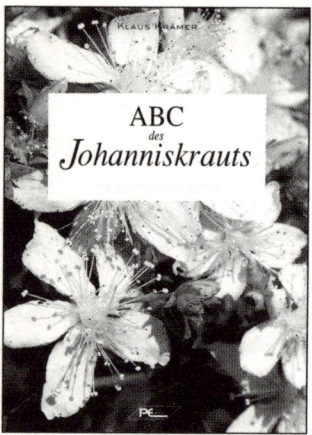 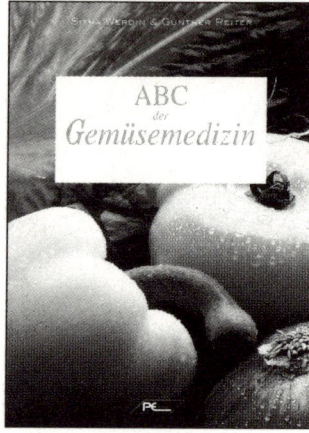

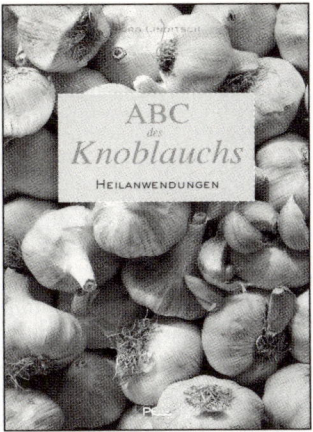 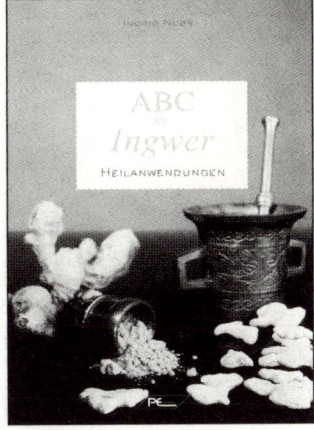

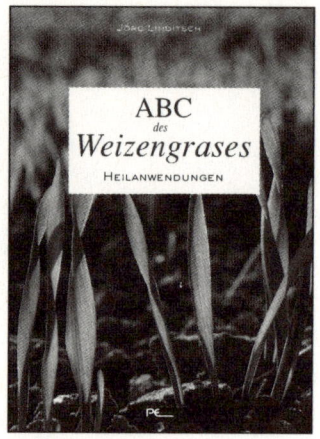
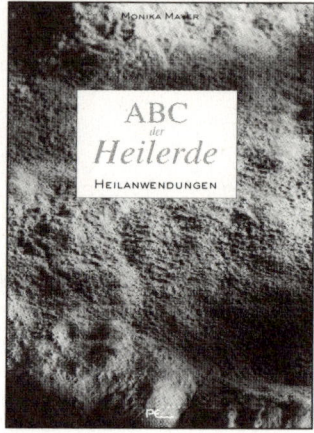

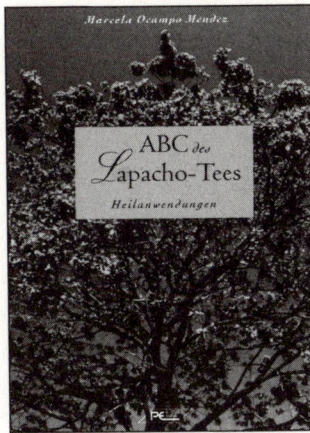
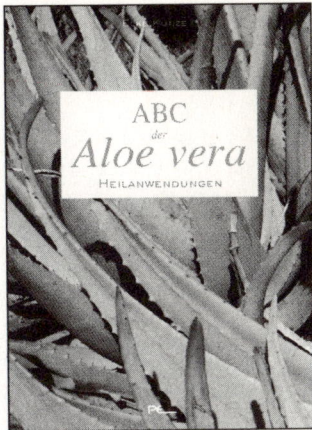

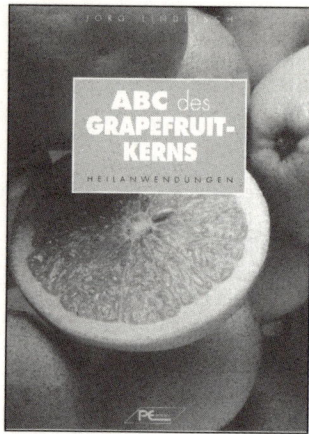
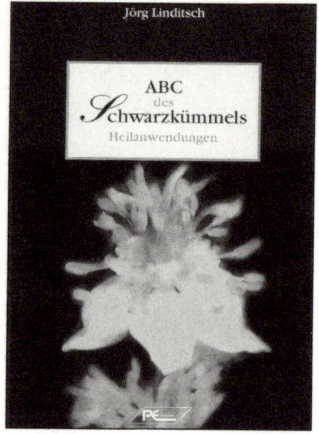

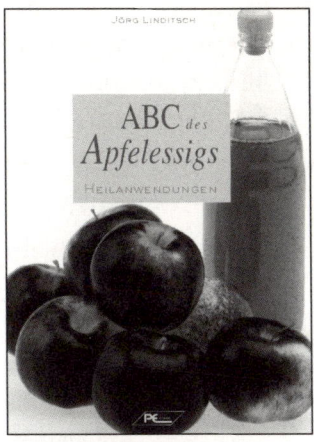
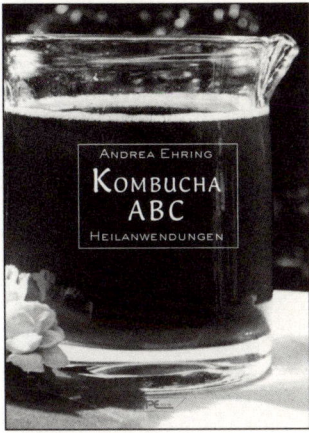

Andrea Ehring

Papaya – Das Krebsheilmittel der Aborigines

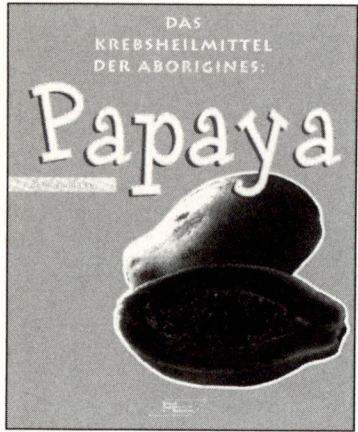

Kartoniert, 17 x 21 cm,
128 Seiten
ISBN 3-8138-1471-2

Bücher aus dem Peter-Erd-Programm finden Sie im Buchhandel.
Fordern Sie das kostenlose Gesamtverzeichnis an bei:
Verlag Peter Erd,
Gaißacher Straße 18
81371 München
Tel. (089) 725 30 04
Fax (089) 725 01 41

- **Alles über die außergewöhnlichen Krebsheileigenschaften der Papaya-Pflanze**
- **Jahrtausendealte Aborigines-Rezepte**
- **Zahlreiche Erfahrungsberichte von Papaya-Anwendern in Australien und Europa**

Als der Australier Stan Sheldon von seinen Ärzten fast schon aufgegeben worden war, gab ihm ein alter Aborigine sein Rezept gegen Krebs: Er solle die Blätter des Papaya-Baumes auskochen und den Sud trinken. Stan Sheldon tat es. Wenige Monate später attestierten ihm die Ärzte: »Remission«. Seit kurzer Zeit ist Papaya als Konzentrat in Deutschland erhältlich. In diesem Ratgeber finden Sie Tips und Rezepte zur Anwendung von Papaya sowie Hilfe bei allen für Krebspatienten wichtigen Fragen: Was kann die alternative Medizin leisten, wann sollte man sich für welche Therapie entscheiden, und wie begleitet man sie mit Naturmethoden.

Dr. med. Ingfried Hobert

Die Heilungsgeheimnisse der Aborigines

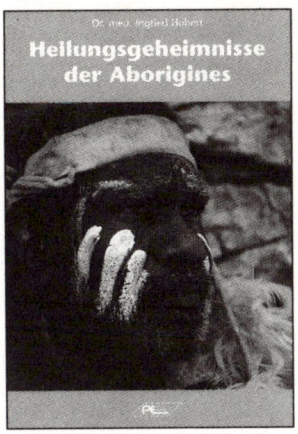

Kartoniert, 14 x 20,5 cm
ca. 160 Seiten
ISBN 3-8138-0472-0

Bücher aus dem Peter-Erd-Programm finden Sie im Buchhandel.
Fordern Sie das kostenlose Gesamtverzeichnis an bei:
Verlag Peter Erd,
Gaißacher Straße 18
81371 München
Tel. (089) 725 30 04
Fax (089) 725 01 41

- **Der Trendtitel zu Heilweisen fremder Völker und Kulturen**
- **Umfassende Darstellung der schamanistischen Rituale und Heilweisen**
- **Heilmittel der Aborigines zur Selbsthilfe**

Die Kultur der Aborigines ist der unseren in vielen Punkten überlegen. Am wichtigsten ist sicher ihre Fähigkeit, in absoluter Harmonie mit der Natur zu leben, sich selbst als ihr Teil zu begreifen. Es verwundert daher nicht, daß sie uns auch im Heilen viel voraus haben. Dr. Hobert machte sich daher auf den Weg zu verschiedenen Stämmen im Norden und Osten Australiens. Er erfuhr viel über Heilrituale und Kräuteranwendungen, die man bei uns bis heute nicht kennt, sich aber als sehr wirksam erwiesen haben.

Lernen Sie in diesem einzigartigen Ratgeber, wie Sie dieses Wissen auch für sich nutzen können!

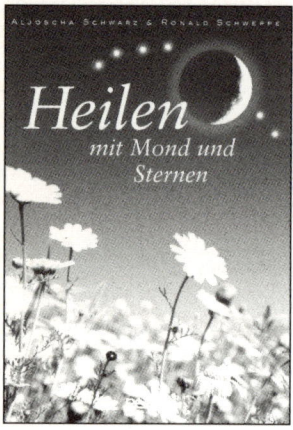